Victor Manuel Sanchez Castillo

Lesiones cicatrizales hiperproliferativas

Victor Manuel Sanchez Castillo

Lesiones cicatrizales hiperproliferativas

Principios generales y tratamiento

Editorial Académica Española

Impressum / Aviso legal

Bibliografische Information der Deutschen Nationalbibliothek: Die Deutsche Nationalbibliothek verzeichnet diese Publikation in der Deutschen Nationalbibliografie; detaillierte bibliografische Daten sind im Internet über http://dnb.d-nb.de abrufbar.

Alle in diesem Buch genannten Marken und Produktnamen unterliegen warenzeichen-, marken- oder patentrechtlichem Schutz bzw. sind Warenzeichen oder eingetragene Warenzeichen der jeweiligen Inhaber. Die Wiedergabe von Marken, Produktnamen, Gebrauchsnamen, Handelsnamen, Warenbezeichnungen u.s.w. in diesem Werk berechtigt auch ohne besondere Kennzeichnung nicht zu der Annahme, dass solche Namen im Sinne der Warenzeichen- und Markenschutzgesetzgebung als frei zu betrachten wären und daher von jedermann benutzt werden dürften.

Información bibliográfica de la Deutsche Nationalbibliothek: La Deutsche Nationalbibliothek clasifica esta publicación en la Deutsche Nationalbibliografie; los datos bibliográficos detallados están disponibles en internet en http://dnb.d-nb.de.

Todos los nombres de marcas y nombres de productos mencionados en este libro están sujetos a la protección de marca comercial, marca registrada o patentes y son marcas comerciales o marcas comerciales registradas de sus respectivos propietarios. La reproducción en esta obra de nombres de marcas, nombres de productos, nombres comunes, nombres comerciales, descripciones de productos, etc., incluso sin una indicación particular, de ninguna manera debe interpretarse como que estos nombres pueden ser considerados sin limitaciones en materia de marcas y legislación de protección de marcas y, por lo tanto, ser utilizados por cualquier persona.

Coverbild / Imagen de portada: www.ingimage.com

Verlag / Editorial:
Editorial Académica Española
ist ein Imprint der / es una marca de
OmniScriptum GmbH & Co. KG
Heinrich-Böcking-Str. 6-8, 66121 Saarbrücken, Deutschland / Alemania
Email / Correo Electrónico: info@eae-publishing.com

Herstellung: siehe letzte Seite /
Publicado en: consulte la última página
ISBN: 978-3-659-08694-6

Lesiones cicatrízales hiperproliferativas: principios generales y tratamiento.

Dr. Víctor Manuel Sánchez Castillo

2

Dedicatoria:

A VÍCTOR DE JESÚS, mi padre, en memoria: Su ejemplo de honestidad, humildad, sacrificio, amor a la familia, dedicación constante; GRACIAS PADRE QUERIDO.

3

Agradecimientos:

A mi familia: mía esposa Cary e hijas Roxanna y Rosangela, por la paciencia y comprensión para poder hacer y culminar el curso posgrado, por el tiempo no dedicado, por los días de ausencia, lejos de ustedes: Gracias.

Al Coordinador y profesores del Curso de posgrado de Medicina Estética, por los conocimientos adquiridos y la Profesional idad demostrada, a los trabajadores de la Clínica Aqua, por la ética y buen trato, a todos: Gracias.

4

Sumario:

Introducción:

Los seres humanos son a menudo vulnerables a trauma y el cuerpo reacciona por medio de una serie de eventos sincronizados e integrados para formar un tejido fibroso de diferente textura y elasticidad del tejido: es la cicatriz.

Casi todo el mundo tiene una cicatriz que le gustaría eliminar. Las cicatrices son generalmente el resultado de una caída en la infancia, un acné profundo, cirugías, accidentes o quemaduras. Siempre que la piel sufre una abertura (heridas), nuestro cuerpo inicia una serie de reacciones con el objetivo de reparar el área lesionada. Como resultado de este proceso, la formación de cicatriz. Con la presentación de una estructura de piel diferente del original - no hay ranuras, cabellos o poros - la cicatriz puede terminar ganando importancia, sobre todo cuando está en la cara. En algunos casos, la cicatriz debe ser con aspecto fino y el tono con la piel puede llegar a ser grueso, alto y oscuro, como en el caso de las cicatrices hipertróficas y queloides, generando un gran malestar estético para el paciente y la motivación exigir por el cirujano plástico para resolver el problema. (1).

Motivado este tipo de lesiones en la piel adquirida se decidió hacer una revisión de la literatura en busca de profundizar los mecanismos biológicos y la fisiopatología de la cicatrización normal y patológico así como los procedimientos y los enfoques terapéuticos para prevenir y tratar este tipo de disfunción de carácter hiperproliferativo al ser consciente de la influencia negativa de las cicatrices patológicas en la vida psicológica humana y la necesidad de soluciones funcionales o cosméticos y/o estéticos en este tipo de lesión.

Cada herida, cuando está cerrada, espontáneamente o por cirugía, va a generar una cicatriz. Dependiendo de los factores del paciente tales como la genética, la raza y el tamaño del cuerpo de la zona de la cicatriz, la cicatriz resultante es más o menos evidente, pero toda la cirugía dará lugar a la formación de una cicatriz. El médico trata de camuflar la cicatriz, por lo que es más discreto, escondido en los pliegues naturales del cuerpo, en el interior del cabello, etc., Pero la cicatriz siempre estará presente incluso en una forma menos obvia. (2).

La cicatrización de heridas es un proceso dinámico y complejo que está influido por diversos factores internos y externos, e implica varios pasos o fases, el resultado final es que se cierran las heridas, pero este proceso puede ser normal o patológico.

En los procesos fibroproliferativos la formación de cicatrices en la dermis causan trastornos y pueden aparecer cicatrices hipertróficas y queloides.

Hay que tener en cuenta que la estética en una cicatriz de buena calidad se debe a algunos factores controlables por los médicos y no a otros. Realizar la técnica de sutura y sin daño a su piel con uso de técnicas delicadas; prevenir la aparición de infecciones, evitar la tensión en la cicatriz, son básicas para el cirujano plástico para obtener unos buenos preceptos de curación. Tener una tendencia a la formación de queloides es inherente al propio cuerpo del paciente, y no puede ser controlado por el cirujano. Entre los principales factores determinantes para el aspecto final de una cicatriz tenemos (1):

1. **Genética:** representa uno de los principales factores en la cicatrización. En dos pacientes diferentes, operados por el mismo cirujano, con la misma técnica quirúrgica, podemos tener una cicatriz de óptima calidad estética en uno, mientras que el otro puede presentar una cicatriz hipertrófica o queloide. El quelóide, una cicatriz gruesa, elevada e rojiza, posee mayor ocurrencia en la población negra y asiática, lo que demuestra nítida influencia genética.

2. **Factores locales de la herida:** Son factores relacionados a la herida, que pueden interferir en el proceso de cicatrización, tales como: tamaño y profundidad de la lesión, nivel de contaminación, presencia de secreciones, necrosis del tejido, cuerpo extraño, hematoma e infección local.

3. **Localización de la cicatriz:** regiones como esternón, deltoides y dorso son más susceptibles a formar cicatrices con mala calidad estética.

4. **Edad de los pacientes:** las cicatrices en pacientes mayores suelen ser más delgadas que las personas más jóvenes, a medida que disminuye la respuesta inflamatoria de edad avanzada.

5. **Estado nutricional:** El estado nutricional va a cambiar todas las etapas del proceso de curación. Hipoproteinemia disminuye la respuesta inmune, la síntesis de colágeno y la función fagocítica.

6. **Las enfermedades crónicas:** trastornos metabólicos sistémicos pueden interferir con el proceso de curación.

7. **El uso de medicamentos:** El medicamento puede interferir con la cicatrización de heridas, tales como: antiinflamatorios, antibióticos, esteroides y agentes de quimioterapia.

8. **Las líneas de fuerza de la piel:** La piel tiene líneas naturales de fuerza y tensión, como los pliegues de la muñeca, por ejemplo. Lesiones paralelas a las líneas de fuerza formarán cicatrices que se ven mejor que los que se oponen estas líneas.

9. **La forma en que la piel se cerró**: una lesión cerrada siguiendo las reglas de la buena técnica quirúrgica proporcionará apariencia estética mejor de la que aquella herida que cicatrizo por sí solo, sin la aproximación correcta de los bordes de la herida.

10. **La tensión en los bordes de la herida**: cuanto mayor es la tensión en los bordes de la herida, peor es la calidad de la cicatriz resultante.

En resumen, la combinación de los factores anteriores, determinará la calidad final de la cicatriz, que puede ser el ideal con variaciones (delgadas, planas y claras) o antiestéticas (grandes, deprimido, elevado, gruesas, hipertróficas, etc.).

Las cicatrices hipertróficas y queloides son trastornos fibroproliferativos resultantes de cicatrización anormal de la herida mediante la alteración de la migración y la proliferación celular, la inflamación, aumento de la síntesis de citoquinas y proteínas de la matriz extracelular y remodelación de la matriz sintetizada. (1) Los queloides difieren de cicatriz hipertrófica por el tejido cicatricial presentes más allá de los límites de las lesiones que les causaron , sin tendencia a la regresión o continuar progresando después de seis meses de evolución. (A.F. Borges: De La cicatrización, Pronostico De Las Heridas En: cicatrices antiestéticas - Prevención y tratamiento; 1977 y W.B. Rockwell, I.K. Cohen, Ehrlich H.P.: Los queloides y las cicatrices hipertróficas: Una revisión exhaustiva, 1989) (2, 3).

Con la revisión de la literatura se investigó los diferentes factores que influyen en el proceso cicatrizal , la biología de la cicatrización , los elementos fisiopatológicos que interactúan , las características de cicatrización patológica , y el esquema terapéutico de diferentes autores específicamente relacionado con cicatrices hipertróficas y así obtener una cicatrización estéticamente normal y menos cicatrices visibles.

Objetivos:

Revisión de la literatura en relación con las cicatrices hipertróficas y queloides.

El conocimiento de la biología de las fases de la curación, los factores que influyen, y peculiaridades de estos tipos de lesiones fibroproliferativos.

Exponer los diferentes procedimientos de tratamientos en medicina estética y cirugía.

Desarrollo:

Resultados y discusión:

La formación de una cicatriz tiene variables que afectan la forma: Edad del paciente, la ubicación en el cuerpo y los factores genéticos (LEF Abla , Ishizuka MMA (1995) (1) .

CCRR Alves, Silva Filho A.F., Pereira N.A, En: La curación y el tratamiento patológico. (En: Mélega J,M, Fundamentos y arte en Cirugía Plástica - Principios generales. 2002) (4) reportó los siguientes conceptos : La cicatriz hipertrófica se define como una lesión elevada , que no va más allá de la herida inicial, es decir , respeta la extensión original de la lesión , y tienen una tendencia a la regresión . Es una respuesta exagerada de las lesiones cutáneas del tejido conectivo, intervenciones quirúrgicas, quemaduras o enfermedades inflamatorias.

Incluso si la piel es un órgano complejo derivado de dos capas germinales (ectodermo y mesodermo), recuperándose de una lesión a través de la formación de una cicatriz de tejido formado predominantemente fibroso. Si la herida o seccionamiento destruye la capa papilar de la dermis, producirán una misma cicatriz permanente. Puede, en algunos casos, casi clínicamente inaparente, pero en otros, se puede producir una hipertrofia. Esta cicatriz puede ser sólo una cicatriz hipertrófica o con cicatrices con aspecto desfigurable, como en el caso de las cicatrices queloides.

El tema de la calidad de la cicatriz es comúnmente dirigida sólo superficialmente en el texto general de la técnica quirúrgica. Sin embargo, para el cirujano, una cicatriz puede ser sólo una pista, similar a una " marca", una operación realizada por él. Y como se cita Fitz Gibbon en 1968, en comparación con los mandamientos de Gillies, " seréis juzgados de sus cicatrices. " (SJ Stegman , Tromovitch TA , RG Glogan en : Tratamiento de queloides 1990) (5) .

La incidencia de cicatrices hipertróficas y queloides son más altos en personas que no son blancas (región mediterránea, negro , marrón, asiático y europeo) . Entre los blancos, la cicatriz hipertrófica es menos frecuente en comparación con el marrón rubio. En Brasil, debido a la gran mezcla étnica, hay una dificultad en la estimación de la prevalencia de cicatrices hipertróficas y queloides. La frecuencia de la cicatriz hipertrófica es probablemente mayor que queloide, pero no hay estudios estadísticos detallados. La cicatriz hipertrófica puede ocurrir a cualquier edad, pero tiende a desarrollarse con mayor frecuencia en la pubertad, y es poco común en personas mayores de 60 años de edad. No se ha comunicado una mayor prevalencia en relación con el sexo (Ackerman B, Chongehitnant N, et al : 1997) (6) . (Figura 1, p: 45).

Queloide es una gruesa cicatriz elevada de superficie bocelada o lisa y de color muy variable en relación al color de la piel, generalmente de color rojo e hipercrómica. Las lesiones suelen limitarse a la dermis de la piel, excepto en raras ocasiones se producen en el epitelio de la córnea (Síndrome de Lowe). Debido a crecer e invadir los tejidos circundantes, queloide es considerado por los investigadores como una neoplasia benigna.

El queloide fue descrita hace más de tres mil años en el Papiro de Smith , que describe las técnicas quirúrgicas utilizadas en aproximadamente 1700 aC. Otras referencias a queloides se pueden encontrar en el siglo 10 dC , escrito en la tribu Yoruba de Nigeria occidental , que simbolizó estas lesiones en esculturas . Fueron y son ampliamente descrito en la medicina popular de África, sin embargo, el primero que se describe en la literatura científica era Jean Louis Alibert en 1806, que califica de " chancro ", un término más tarde sustituido por " queloide " (griego : tumor kelth = + = eidoz formar) , para evitar la confusión con el cáncer y sus connotaciones. Desde entonces, numerosos esfuerzos han sido la ciencia en un intento de resolver este importante trastorno del proceso de curación. El queloide asume una mayor importancia en Cirugía y Medicina Estética, a pesar de la creciente tendencia de la mayoría de las especialidades quirúrgicas también estar preocupada con los resultados estéticos.

Las estadísticas en los Estados Unidos han mostrado una prevalencia de 1,5 % de las personas con queloides en la población total. En África, las estadísticas muestran incluso alta prevalencia, girando alrededor de un 6% (4) . En Brasil, el queloide es una lesión frecuente, aunque no existen estadísticas precisas sobre el tema existe.

Según los autores: Stegman S.J, T.A Tromovitch , Glogan R.G, en : El tratamiento de los queloides.1990 (7) y Strucker F.J, Shaw G.Y , en : Una aproximación a la gestión de los queloides . 1993 (8): Es más frecuentemente ser encontrado en los pacientes jóvenes, entre 10 y 30 años, con un mayor riesgo en la segunda década de la vida. Es poco frecuente en los niños y los ancianos, aunque hay un daño en el presente informe en el ombligo recién nacidos ", como en los 73 años de edad.

El queloide ocurre con mayor predisposición en mujeres que en hombres. Se ha informado de casi el doble (1,8 / 1) la incidencia en las mujeres , en comparación con los hombres, aunque algunos investigadores no han encontrado ninguna correlación entre el riesgo de desarrollar queloides sexo respecto (BJ Abrams, Benetto AV, Huneniuk HM: la formación de queloides exuberante , 1993 (9) e IK Cohen, Peacock EE Jr : . cicatrices queloides e hipertróficas 1990) (10) .

Esta curación es un trastorno mucho más frecuente en las personas de etnia negroide (negro y marrón) y mongoloide (amarillo u oriental) . La investigación indica la prevalencia en sujetos negroides en comparación con los caucásicos , que van 06:01-19:14 . (6) .

En cuanto a la cicatriz hipertrófica, vamos a hacer referencia a la patogénesis / fisiopatología: La cicatrización hipertrófica es causada por un aumento de la producción de todos los componentes de la producción de la matriz extracelular, principalmente de colágeno, y proteoglicanos, incluidos también. Estos hallazgos sugieren que los mecanismos de control regulador de las etapas de la formación y la proliferación de la matriz se conservan, pero exacerbados. Los menores tienen una piel que tiene mayor turgencia y menos estrés intrínseco, en comparación con la piel más ácida y inelástica de idosos. Sin embargo, la tasa de síntesis de colágeno puede también incrementarse en este grupo de edad. (B Ackerman, Chongehitnant N, et al, 1997). (6)

En general, estas lesiones se producen en las superficies del cuerpo que están sujetos a un mayor estrés dinámico de heridas en la piel o incisiones quirúrgicas, o que no están a favor de las líneas de menor tensión de la piel.

Por otra parte, independientemente de la orientación de una incisión o herida de la piel, la tensión en la sutura o superficie de la lesión de la piel ha sido implicado como el factor crítico predisponente en la formación de la cicatrización hipertrófica , así como queloide (Stegman SJ , TA Tromovitch , Glogan RG : . tratamiento de queloides. 1990 (7) .

Figura 2 - La cicatrización hipertrófica en líneas opuestas de menos sentido tensión de la piel. Notase la mitad anterior de la cicatriz hipertrófica engrosada y elevado, dentro de los límites de la herida con la actividad inflamatoria (enrojecimiento), la cicatriz se encuentra en una posición desfavorable en relación con las líneas de menor tensión de la piel. (Página 46) .

Otros factores predisponentes son el resultado de una técnica inadecuada por suturas, presencia de cuerpos extraños o moretones debajo de las laceraciones de sutura o abrasiones profundas de la piel y / o extensas, quemaduras o suturas cutáneas infectadas. Las cicatrices hipertróficas también pueden desenvolverse por las heridas causadas por el acné, vacunas, picaduras de insectos, el uso de aretes, tatuajes u otros procesos inflamatorios de la piel. La hipertrofia de la cicatriz también se presenta con mayor frecuencia en las lesiones donde se produce el cierre de la piel por segunda intención, sobre todo si el proceso de restauración del tegumento tiene una duración de más de 3 semanas. (. Deitch EA , Wheelan TH , Rose MP, et al : hipertrófica cicatrices de quemaduras : Análisis de las variables de 1983) (11).

En relación con la tasa de síntesis de colágeno, la actividad de la enzima prolina - hidroxilasa es significativamente mayor en la cicatriz hipertrófica y queloide en comparación con la piel normal, aproximadamente 3 a 20 veces, respectivamente". Sin embargo, la actividad de la colagenasa en relación con la tasa de lisis y la remodelación del colágeno también se incrementa la cicatriz hipertrófica y queloide en comparación con la piel normal, en aproximadamente 4 a 14 veces, respectivamente. A pesar de la cicatriz hipertrófica también ser considerado como una manifestación fenotípica de menor intensidad de tejido de cicatriz queloide, presenta en sus inmunoglobulinas IgG, IgA e IgM en cantidades más pequeñas que en los segundos. (Cohen IK , Keiser HR , Sjoerdsma A: La síntesis de colágeno en la cicatriz queloide e hipertrófica humana 1971 y Craig P : Actividad Collagenas en cicatrices cutáneas , 1973) . (12) (13)

La revisión de la literatura en relación con el metabolismo de las cicatrices, algunos estudios indican que la hipoxia puede contribuir a la formación de estas cicatrices patológicas. Los altos niveles de lactato pueden ser mediadores de la hipoxia tisular y aumento de la síntesis de colágeno , ya que esta sustancia demostró aumentar la síntesis de colágeno (Stegman SJ, TA Tromovitch , Glogan RG: . Tratamiento de queloides 1990 (7).

Figura 2 - Cicatrización hipertrófica en sentido opuesto a las líneas de menor tensión de la piel. Notase la mitad anterior de la lesión: la cicatriz hipertrófica engrosada dentro de los límites de la herida con actividad inflamatoria (enrojecimiento), la cicatriz se encuentra en posición desfavorable en relación a las líneas de menor tensión de la piel . (Página 46).

Otros factores predisponentes son: el resultado de una inadecuada técnica de suturas, presencia de Cuerpos Extraños, los hematomas debajo de las suturas, los desgarros, abrasiones profundas de la piel y / o extensas , quemaduras, las suturas cutáneas infectadas. Las cicatrices hipertróficas también pueden desenvolverse por heridas causadas por el acné, vacunas, picaduras de insectos, el uso de aretes, de tatuajes o procesos inflamatorias de la piel. La cicatriz hipertrófica también puede acontecer por el cierre de heridas de la piel por segunda intención, sobre todo si el proceso de tiene un tiempo de restauración de más de 3 semanas. (Deitch E.A , Wheelan T.H , Rose M.P, et al : Las cicatrices hipertróficas de quemaduras : Análisis De Las variables de 1983) (11).

En relación con la tasa de síntesis de colágeno, la actividad de la enzima prolina- hidroxilasa esta significativamente aumentada en la cicatriz hipertrófica y queloide en comparación con la piel normal, aproximadamente 3-20 veces, respectivamente, sin embargo, la actividad de la colagenasa en relación con la tasa de la remodelación y lisis del colágeno se incrementa en la cicatriz hipertrófica y cicatriz queloide en comparación con la piel normal, en aproximadamente 4.14 veces, respectivamente. A pesar que la cicatriz hipertrófica es una Manifestación fenotípica de menos intensidad que la cicatriz queloidea presenta en su interior inmunoglobulinas IgG , IgA e IgM en menores teores que esta ultima (Cohen I.K , Keiser RRHH , Sjoerdsma A:. Síntesis de colágeno en la cicatriz hipertrófica y queloide. Craig. 1971. P: Actividad de las Colagenasas en cicatrices cutáneas, 1973) (12) (13) .

La revisión de la literatura en relación con el metabolismo de las cicatrices, algunos estudios indican que la hipoxia contribuye a la formación de estas cicatrices patológicas. Los altos Niveles de lactato pueden ser mediadores de la hipoxia tisular y la síntesis aumentar el colágeno , ya que esta sustancia demostró aumentar el colágeno por los fibroblastos cultivados (Comstock J.P, Udenfriend S : Effect oh lactate on collagen proline hydroxylase activity in cultured L-929 fibroblastis.1970 e Langness U, Udenfriend S: Collagen proline-hydroxylase activity and anaerobic metabolism. Biology of Fibroblastis, 1973.) .(14- 15).

La literatura sugiere varios métodos de investigación en busca de la patogénesis de los queloides. Evidencia genética definitiva acerca de queloides fueron probadas. Sugerido la hipótesis de que la susceptibilidad o el riesgo personal de desarrollar queloides sólo podían ser un factor predisponente, y no es un factor en la determinación en sí de la herencia genética. (3) .

Evidencias endocrinas apuntan a un aumento significativo de la incidencia de queloides en la pubertad, un período de euforia y la maduración del eje hipofisario- gonadal y la exacerbación de queloide durante el embarazo, con una caída relativa en la menopausia. (1.5)

Los melanocitos estimulante (HEM), también conocida como la hormona o melanotrophic Melanotrofina , también podrían influir en la formación de queloides (3) .

El queloide es más común en áreas de la piel donde hay una mayor concentración de melanocitos. Un poco pigmentada y áreas de deficiencia de las glándulas sebáceas son sitios rara vez queloides. Esta lesión también es casi inexistente en el pie y la palma de la mano, incluso en personas que sufren de las cicatrices queloides, aunque estas regiones están sujetas a fricción y lesiones constantes. El queloide fue descrito ya sea en los albinos, de acuerdo con los autores: WB Rockwell , IK Cohen , HP Ehrlich , 1990 . (5) Paradójicamente , el factor melanocíticos , sí está ausente o presente en pequeñas cantidades en las lesiones queloides . (3)

Evidencias Vasculares también sugieren que los pacientes con mayor frecuencia entre los negros, hipertensión severa tienen una incidencia con significado estadístico mayor para presentar queloide, en relación a individuos con quadro de presión arterial normal, tanto en personas negroides o caucasoides (4,14). Ese tipo de hipertensión arterial, que responde al enalapril (enzima inibidora da conversão de la angiotensina II), demostró resultados favorables en el sentido de regredir casos de queloide durante el tratamiento de la hipertensión severa por el medicamento, a despecho de esas lesiones no sean responsables de la mayoría de los tratamientos.

Las investigaciones envolviendo evidencias inmunológicas revelan que la IgE también puede participar en el queloide, a medida que el nivel sérico de esa inmunoglobulina está directamente relacionado al nivel de histamina mastocitaria aumentada en el tejido queloideano; personas con alergias son mas frecuentemente encontradas en los portadores de queloide, en relación a las personas con cicatrizacion normal". Todavía, personas del grupo sanguíneo A tienen mostrado mayor predisposición al queloide.(5).

Entretanto, son los estudios de los factores de crecimiento que están actualmente en destaque en la literatura médica.(2, 4, 10). Demostrándose que el Transforming Growth F actor-beta (T GF-â)4, el Fibroblast Growth Factor (FGF)8, el Plateled-Derived Growth Factor (PDGF)4. y el Epidermal Growth Factor (EGF)17 estarían directamente envueltos en la formación del queloide. Constatase, también, que hay un aumento de la producción de la Interleukin (IL-6), Interferon-beta (INF-â) y Tumor Necrosis Factor-alfa (TNF-1) y una deficiencia del Interferon-alfa (IFN-á) en los fibroblastos de queloide en relación a aquellos de piel con cicatrización normal. Con todo, a pesar de todas esas investigaciones, todavía no fue posible eludir de forma mas concreta la fisiopatologia del queloide.

De hecho, apenas se conocen los factores de riesgo para el desarrollo del queloide. Se destaca la tensión en las márgenes de las heridas cerradas por primera intención, cicatrices despostas contra las líneas de menor tensión de la piel, suturas en regiones de piel más espesa o en áreas donde hay mayor concentración de melanina, suturas con espacios muertos o hematomas bajo la misma, o heridas que evolucionaron con infección o cicatrización por segunda intención". En ese sentido, los tipos mas frecuentes de lesiones cutáneas iniciales deflagradoras del queloide son la herida accidental (50%), intervención operatoria previa (22,9%), referencia a infección en heridas (13,4%), secuelas de quemadura (11%) y otros factores no identificables (2,4%)°.

Cuadro clínico:

La cicatriz hipertrófica normalmente desarrolla a partir de 6 a 8 semanas después de la finalización de la epitelización, pero puede desarrollar poco después de la lesión del tejido. Sin embargo, la cicatrización puede alcanzar un tamaño considerable, los márgenes, causando la expansión de la cicatriz significativa, así como un aumento de su elevación respecto a la piel adyacente. Clínicamente, la superficie epitelial de la cicatriz hipertrófica se ha convertido lisa, brillante y a veces telangiectasias, ya que no hay pelo o el sudor o la secreción de sebo.

.Figura 3 - Aspecto de cicatriz hipertrófica. (Pag: 47):
   A.. Cicatriz hipertrófica aproximadamente 2 meses después de la resección fragmentaria de la evolución tatuaje en el lado de la pierna, paciente de sexo femenino blanco y 24 años de edad. Toma nota de una piel hiperemia, delgado, liso y brillante debido a la intensa tracción ejercida por la piel circunyacente y la capa muscular
   B. Las cicatrices hipertróficas después de unos meses de evolución por la mamo plastia de reducción en un joven paciente, observar el engrosamiento y elevación de la cicatriz.

La región esternal, deltóideas, la región cervical anterior y las superficies de flexión de las extremidades y el cuello son los lugares con frecuencia afectados por las cicatrices hiperproliferativas. (Zhang LQ, Laato M. Inervación de las cicatrices hipertróficas y humanos normales y heridas experimentales en la rata, 2001 y Cohen JK, McCoy BJ: La biología y el control de la superficie sobre la sanación, 1980) (18,19) .. Las palmas y las plantas son raramente afectadas.

Figura 4- Regiones más frecuentes de cicatrices hiperproliferativas. (Pág. 48)

A. Región del esternón. En el segmento craneal de la esternotomía un segmento más plano y más ancho, probablemente como resultado de la regresión de la cicatriz hipertrófica, mientras que el segmento caudal sigue siendo una cicatriz queloide (a veces se convierte difícil hacer clínicamente el diagnóstico diferencial entre cicatriz hipertrófica e quelóide).

B. Region. cervical anterior.

C. Superficies cutáneas en articulaciones, en el caso, la fase anterior de la región de la rodilla.

Y para el descubrimiento de cicatrices hipertróficas mixtas, es decir, la parte de la cicatriz con mayor tensión se hace hipertrófica, mientras que parte de la misma ruta de acceso bajo menos tensión se hace normo trófica.

Figura 5 - Cicatriz Mixta. La presentación de la panza de la cicatriz, cirugía estética en la región central, donde hay una mayor tracción en los bancos, las cicatrices hipertróficas (flecha grande), mientras que en el extremo lateral de la cicatriz apareció desde estándar a principios trófica (normal) (flecha inferior). (P.49). .

Se observa que las lesiones de profundidad y / o quemaduras extensas pueden desarrollarse cicatrices hipertróficas en personas que nunca han tenido una tendencia a este tipo de curación. Este hecho se debe probablemente al aumento en todas las direcciones de tensión de la piel en la región y la pérdida de tejido quemado por acción del calor.

Figura 6 - Las cicatrices hipertróficas por una extensa quemadura de 2 º grado de pérdida de la piel profundo. Observase extensa en la región deltoides, el pecho y el brazo, con la presencia de extensas cicatrices hipertróficas, con áreas de despigmentación, y la formación de la retracción fibrosa importante (frenillo) axilar causando limitación funcional la extremidad superior. (Página 50).
Todavía la detención en pacientes quemados de niveles séricos de alfa-globulinas aumentados hasta 60 días después de la quemadura, parece favorecer la hipertrofia de esas cicatrices, por inhibición de la colagenase (20). (Ely jF. Cicatrizes e sequelas de queimaduras. In: Cirurgia Plástica. 2ªed. Rio de Janeiro, Brasil: Editora Guanabara Koogan; 1980. P.276-300.)

Las cicatrices hipertróficas y queloides presentan un aumento vasos sanguíneos en comparación con la piel normal y la cicatriz de normo trófica. Con esto, puede presentar una apariencia de hiperemia en las primeras etapas , estas cicatrices pueden mostrar síntomas de naturaleza vascular como eritema, también agrega las manifestaciones causadas por la presencia de mecanismos inflamatorios mediados por las prostaglandinas , histamina y CGRP , tales como picor y el dolor . En esta fase, también se puede producir el crecimiento de la cicatriz. Este período, que presenta signos y síntomas inflamatorios, caracterizó la fase de actividad de la cicatriz es fácilmente detectable mediante la simple presión positiva con hiperemia activa dígitos señal.

Figura 7 – Señal de digito presión positiva al entrar dígitos en la fase de la cicatriz hipertrófica en actividad. Cicatriz hipertrófica de abdominoplastia en la actividad, mostrando signos inflamatorios, mostrando la hiperemia activa de palidez fugaz resultante después de presión digital rápida (" pulgares - acupresión ") . (P.51) .

Cuando se produce el proceso de maduración de la cicatriz, y la apariencia de la cicatriz se vuelve estable, sin signos y síntomas antes mencionados , este plazo se considerará como una fase de la cicatriz de inactividad.

Figura 8 - Varios tipos de cicatrices en la misma región con el mismo tiempo de evolución. Observa una mamo plastia de reducción con la cicatriz que presenta aspecto heterogéneo:

1 - cicatriz hipertrófica en fase la actividad, 2 -, - cicatrices hipertróficas , siendo inactivo, en probable precesión de regresión, 3.- cicatriz plana y ampliada después de la regresión de la cicatriz hipertrófica papilar. 4- cicatriz normo trófica en torno de casi toda a placa aréola-papilar. (Pag.52).

Esta clasificación en fases de actividad y de inactividad no está relacionado con la noción de cicatriz aguda o crónica, desde una cicatriz hipertrófica o queloide pueden presentarse en fase de actividad durante meses.

Cuando las cicatrices hipertróficas entran en la fase de inactividad generalmente sufren regresión durante el proceso de remodelación del proceso cicatricial. Esa regresión, es relativamente rápida, al ponto del propio paciente percibir, semanalmente, la mejora en la calidad cicatricial.

Figura 9 - Fase de regresión de hipertrófica. A: cicatriz. Paciente de 39 años con una cicatriz hipertrófica en el sexto mes del postoperatorio-mini abdominoplastia abdominal. B: En la misma región después de 30 días, en el séptimo mes de postoperatorio , hay una cicatriz regresión relativamente rápido, a la izquierda del paciente se presenta con una cicatriz prácticamente normo trófica, el segmento central también hubo una clara reducción de la anchura, grosor y color de cicatriz.
(P.53).

Diagnóstico diferencial clínico / histológico

El principal diagnóstico diferencial de la cicatriz hipertrófica es la cicatriz queloide. Por lo tanto, la primera ha sido convocado pseudoquelóide (2) . El diagnóstico diferencial es importante, ya que se diferencia entre estos dos tipos de trastornos de tratamiento de la cicatriz que se instituya. En microscopía de luz , la diferenciación histopatológica entre las dos cicatrices a veces difícil tornaase la ayuda de la microscopía electrónica de barrido es necesario . En la piel normal, los haces de fibras de colágeno van, principalmente paralela a la superficie epitelial. Estos paquetes están conectados al azar a otros haces de fibrillas de colágeno finas. En cicatriz hipertrófica, estos haces de colágeno fibrilar no están tan agrupados y dispuestos siguiendo un patrón relativamente ondulado. En cicatriz queloide, vigas prácticamente inexistente y las fibras se conectan entre sí al azar, para la formación de verdaderos nódulos de colágeno (3) fibras .
(Figura 10 , p.54) .

En todas las cicatrices hipertróficas, paquetes normales de las fibras de colágeno se sustituyen por un colágeno fibrilar, que también está orientado paralelamente a la superficie epitelial. Observó un aumento de la producción de colágeno tipo III (colágeno fetal) en el colágeno tipo I (colágeno adulto) ratio. Hay un aumento de los vasos sanguíneos dilatados, a menudo orientado perpendicular a la superficie de la piel. La epidermis es generalmente más delgada y más plana, sin asumir la apariencia típica de las papilas dérmicas.

Cicatrices hipertróficas recientes tienen fibroblastos estelares, mucina y el infiltrado inflamatorio predominantemente perivascular mixto. En cicatrizes más viejo, ya en la fase de inactividad, los fibroblastos son a menudo más delgado y alargado. La cantidad de mucina se convierte en mínima y desaparece el infiltrado de células inflamatorias. En cualquier caso, la superficie de la piel los fibroblastos se alinean paralelo.

Clínicamente, la cicatriz hipertrófica se refiere a la extensión de la lesión o a incisión inicial. El queloide, por otra parte, por lo general va extenderse espacialmente desde el tamaño original de la lesión. Además, entre las 6 semanas y los 6 meses después del cierre de la herida, cicatriz hipertrófica se deprime y disminuye su tamaño, aunque algunas cicatrices pueden mantener su tamaño en los últimos años. El queloide usualmente sigue desarrollando durante meses después de la lesión inicial y, a veces , por algunos años, y con frecuencia es la regresión . Otro diagnóstico diferencial de la cicatriz hipertrófica también se considera que es el dermatofibroma (6) .

Queloide: Cuadro clinico:

Los queloides se caracterizan por los tejidos adyacentes lateralmente extendidos, en relación con el punto de origen. Esta lesión puede ser continua o intermitente con el crecimiento sin una regresión significativa, y con tendencia a la recurrencia después de la resección. Presenta una fase de actividad, mostrando signos y síntomas, y una fase de inactividad o estable sin su presencia. En la fase de la actividad, incluyendo una meta y crecimiento gradual, los síntomas más comunes son picor (74%), dolor (19,1%), la presencia de la infección (1,5%) y la progresión a la ulceración (0, 6%) °. Asimismo, destacó la importancia de la perturbación personal en términos de estética (56,8%). (Cohen IK, Keiser HR El Sjoerdsma, 1971). (12).

Figura 11 - Lugares comunes queloides, la pared torácica y la cabeza del segmento (p.55) ..

A. Lesiones queloides sometidos a la actividad, causadas por el roce, creciendo por encima de, la hiperemia y prurito.

B. Paciente con cicatrices queloides difusos, especialmente en la pared del pecho y también en el abdomen, por el afeitado con navaja, aunque las lesiones tienen ocho años todavía tiene dicho picazón.

C. Face presentando queloide, por secuela de acne, en fase de actividad.

D. Queloide activo en lóbulo de oreja, después de perforación para colocação de brinco.

La mayoría de las lesiones (92,3 %) se encuentran en la posición superior del abdomen . Lóbulos de las orejas y de la región pre - esternal son los sitios más comunes, seguidos por la región lateral de la cara, la mandíbula y el cuello. En la pared abdominal se encuentra 7.0 % de las lesiones, y el 1,6 % en las extremidades inferiores. Otras búsquedas que difieren con respecto a la distribución topográfica preferencial del queloide, pero siempre con estas lesiones se concentran en la mitad superior del cuerpo. (Craig P: actividad Colajenas en cicatrices cutáneas, 1973) . (13)

Es una lesión de comportamiento extraño, ya que puede desarrollarse en segmentos parciales de la misma cicatriz (Figura 2A). También puede surgir en una herida o incisión, y no causaron un perjuicio u otras incisiones en el mismo accidente o cirugía en regiones del cuerpo distantes vecinos o . El queloide puede tener también un carácter laico, pueden desarrollar un sitio particular del cuerpo, a partir de una incisión quirúrgica y , en el futuro , una nueva incisión en el mismo lugar , o inmediatamente vecino, no pueden desarrollar este trastorno cicatriz. Regiones de la piel o las fibras musculares insertos con variaciones específicas en la estructura de la capa dérmica , tal como una placa de mama pezón - papilar , el pene , el escroto y los párpados son raramente afectados por queloides , por razones que no están claras (Figura 2B)
Figura 12 – Aspectos peculiares del queloide. (Pag.56).

A. Paciente en el cual fue realizado toracotomía, coexistiendo la misma cicatriz, simultáneamente, un segmento cicatricial de aspecto normal e hipertrófico en la mitad craneal, y otro de aspecto queloideano en la mitad caudal.

B. Detalle de la preservación de la integridad de la placa aréola-papilar de una paciente durante el crecimiento del queloide; se observa que la piel de la placa fue "empujada" y no invadida.

Diagnóstico diferencial clínico / histológico:

El principal diagnóstico diferencial de queloide a considerar es la cicatriz hipertrófica. Sin embargo, algunos investigadores consideran que la cicatriz queloide y hipertrófica como diferentes etapas de un mismo proceso (7) .

Este hecho podría ser reflejado por la dificultad, a veces existe en diferenciar clínicamente cicatriz hipertrófica queloide, donde sólo histopatología puede hacer el diagnóstico. En los queloides, las fibras de colágeno se disponen en nódulos y al azar, se intercalan con abundante mucina y prácticamente sin fibras elásticas, mientras que en la cicatriz hipertrófica, las fibras están dispuestas de una manera más ordenada y la formación de haces paralelos . Sin embargo, en las proximidades de la queloide, comúnmente observado están dispuestos de manera similar a una cicatriz normo trófica fibrillas de colágeno.

El examen histológico del tejido reveló abundante de colágeno de tipo queloideano I (colágeno de adultos) y una mayor proporción de colágeno tipo III (colágeno fetal) . En queloides 2 o 3 años de evolución ya no es un aumento significativo en la producción de colágeno (5) . Los folículos pilosos y las glándulas sebáceas son inexistentes o muy reducida (Figura 13) (10 , 17) . En la microscopía electrónica, los queloides muestran signos de estar hipóxico , como lo demuestra la exuberancia de la capa endotelial de los vasos sanguíneos .

Figura 13- Examen histopatológico del queloide. (HE, X 200). (Pag. 57).
(E = Epitélio; Q = Queratina; TC = Tecido Conjuntivo).
A. Epitélio queratinizado, tejido conjuntivo poco vascularizado y ausencia de melanócitos.
B. Tejido conjuntivo poco vascularizado y fibras colágenas dispostas en nódulos y de forma aleatória.

Clínicamente, al cabo de unos meses , las cicatrices hipertróficas tiende a la regresión , mientras que el queloide aumenta su tamaño o siguen siendo los mismos de forma indefinida. Otros diagnósticos diferenciales a tener en cuenta son los dermatofibromas y algunos casos de acné queloide (20, 21) . Las cicatrices hipertróficas, queloides y dermatofibromas se podrían considerar las lesiones resultantes de las diferentes formas de fibroblastos reaccionan a las heridas de la piel (10) .

Otra encuesta encontró , según Bernardo Hochman ; Benevides Caroline Farkas et al, en un artículo publicado en la Revista Bras Cir Plast 2012 : (. 22) Distribución de cicatriz queloide e hipertrófica segunda foto de los tipos de piel Fitzpatrick se evaluaron 146 pacientes de Departamento de Cirugía Plástica para pacientes ambulatorios , de la Universidad Federal de São Paulo (Unifesp , São Paulo , SP , Brasil) , los pacientes con cualquier tipo de cicatriz fibroproliferativa en una o más partes del cuerpo . La cicatrización fibroproliferativa de los pacientes fueron clasificados de acuerdo a los criterios de Muir en queloide tipo de cicatriz (Long -Term Evolution , LTE), el tipo de cicatriz hipertrófica (evolución a corto plazo , STE) y el tipo mixto de la cicatriz (Intermedio Grupo , IG) , y los tipos de piel se clasifican de acuerdo a los tipos de la foto Fitzpatrick.

RESULTADOS: El tipo de piel Fitzpatrick III y la cicatriz mixta fueron más frecuentes entre los pacientes evaluados (P = 0,001) . Se asoció (p = 0,025) entre las cicatrices fibroproliferativos y tipos de piel de Fitzpatrick , es decir , cuanto mayor sea el mayor el desarrollo fototipo tendencia de las cicatrices queloides y tipos mixtos . La figura y la tabla (Anexo 14, página 58 .) .

El queloide , siendo más común en negros , hispanos y orientales , se ha asociado con la presencia de melanocitos , la melanina o de la hormona estimulante de los melanocitos alfa - (alfa - hormona estimulante de melanocitos , alfa-MSH) . (ST O'Sullivan , La O'Shaughnessy M , O'Connor TP . Etiología y gestión de cicatrices hipertróficas y queloides (23) .

Los melanocitos producen y liberan el neuropéptido melanogénica alfa- MSH y ACTH (hormona adrenocorticotrópica , ACTH) , conocidas como " hormonas del estrés " , además de secretar y tienen receptores para catecolaminas , L-dihidroxifenilalanina (L- Dihidroxifenilalanina , L- DOPA) y serotonina. Por lo tanto, para los factores de estrés endógenos (tales como enfermedades inflamatorias) y medio ambiente (tal como UV), los melanocitos actúan como "sensor de estrés" en la epidermis. En conjunción con dermoepidérmicas fibras nerviosas, los melanocitos son el llamado "sistema nervioso de la piel" (24,25). Este sistema tiene en la inflamación de la piel primaria, la inmunidad, la regulación funcional de los apéndices de la piel, la termorregulación, la homeostasis de la modulación y actividades de cicatrización de heridas. Por lo tanto, el ataque de los melanocitos por la radiación solar, que se refleja esta red nervio, puede causar trastornos patológicos de la piel, incluyendo la cicatrización de heridas. Este hallazgo refuerza la posible relación entre la piel queloide y el sistema nervioso, ya que las fibras nerviosas y melanocitos tienen el mismo origen neuroectodérmico.

Las cicatrices hipertróficas tienen un tipo de mayor densidad de fibras nerviosas que normotróficas cicatrices. Del mismo modo , también se demostró que el queloide tiene una mayor densidad de fibras nerviosas en la dermis de la piel , y que se encuentran más profundamente (25) .

Además, la influencia de la pigmentación de la piel de la piel de termorregulación. En sujetos de raza negra, aproximadamente el 85 % del espectro de luz visible se transforma en calor, mientras que los blancos esta cifra es del 55% (20) . Por lo tanto, las variaciones naturales en (adquirida) la pigmentación constitutiva o facultativa pueden causar fluctuaciones en la fisiología de la piel y por lo tanto el proceso de curación. Sin embargo, estos datos no son aplicables a los tonos intermedios entre los individuos de blanco y negro, lo que justifica la necesidad de nuevos criterios para estudiar el efecto de la exposición al sol en la piel , en este amplio espectro medio. Esta necesidad fue lo que guió el diseño del estudio, tomando como criterio los tipos de las fotos Fitzpatrick .

La literatura es escasa y la investigación concluyentes en relación neuromelanogênicos posibles factores en la formación de queloides . Los resultados de este estudio demuestran que existe una asociación entre las cicatrices cutánea estudiado, se observa que el tipo de cicatriz hipertrófica es menos frecuente. Esta información no está sustentada en la práctica clínica, donde las cicatrices hipertróficas son más comunes que los queloides. Sin embargo, este resultado se explica por el menor y el estigma tanto social como psicológico menor representado por la cicatriz hipertrófica. Por ser una especie de cicatriz patológica más suave y mejor fenotipo prognóstico19, que tiene una tendencia a ser autolimitada y suele desaparecer espontáneamente, la mayoría de los pacientes con esta cicatriz no acuden a los servicios de salud especializados, tales como clínicas y consultorios.s fibroproliferativos y tipos de piel . En nuestra serie

Por otra parte, las cicatrices se mezclaron con frecuencia en este estudio. Este hallazgo refuerza la relación entre las cicatrices fibroproliferativos y la exposición a los rayos ultravioleta, especialmente en los países tropicales. Se necesitan más estudios para la llegada de las formas de prevenir la cicatriz fibroproliferativa , que relaciona la radiación ultravioleta tríada , la melanogénesis y la curación.

Gestión y tratamiento:

De acuerdo con la literatura revisada , la mayoría de los autores están de acuerdo sobre los distintos enfoques y procedimientos en tal motivo lesión dermatológica esta investigación.

Relevancia de los hará mejores tratamientos recomendados en la literatura revisada:

- Cicatriz de compresión: basado en el uso de prendas de compresión y de malla elástica o cuya presión de compresión superior a la presión capilar normal (24 mm Hg) . Para lograr un mejor resultado, la compresión debe realizarse durante 18 a 24 horas por día durante al menos 6 meses. Las cicatrices hipertróficas, así tratados, maduro y entran en la fase de inactividad antes, va a disminuir su espesor (25) . Devezse periódicamente volver a ajustar el número o punto de compresión, o incluso cambiarlo, si es necesario, para mantener la presión adecuada.

- Placas de silicona:

El uso tópico de placa de silicona es una modalidad de tratamiento de reciente creación no invasivo e indoloro para las cicatrices hipertróficas y queloides . La placa de silicio se coloca simplemente en la superficie de la cicatriz y se fija por tiras adhesivas o tejido de punto de compresión. Su uso debe ser al menos 12 horas al día durante 2 meses, reduciendo así el tiempo para la maduración de la cicatriz. El mecanismo de acción no se conoce completamente. Factores como la presión, la reducción de la disponibilidad de oxígeno, el aumento de temperatura de la piel, cambios en el local de la piel por la presencia de la tensión de la placa (fenómeno piezoeléctrico) e incluso la acción química del silicio, han sido temas de discusión sobre el mecanismo de acción de estas tarjetas . Algunos fabricantes impregnan estas placas en aceite mineral de apuestas en importancia de la cicatriz hipertrófica hidratación (26 , 27,28).

.
- Beta – terapia

La mayoría de los estudios (29 , 30) indica una tasa de éxito del 92 % cuando se aplica la radiación como un complemento a la extirpación de la lesión . Las dosis de 150 a 200 cGy de betafterapia por estroncio radioisótopos (90Sr) , a partir de 48 horas después de la operación durante 5-10 sesiones , en días alternos , han demostrado una disminución en la tasa de recurrencia . La radiación que se utiliza en prézoperatório preventivamente, no mostró ningún beneficio. Las complicaciones que ocurren con mayor frecuencia son las discromías y telangiectasias en el lugar. Hasta la fecha, no hay casos de transformación maligna que resulta de la irradiación de las cicatrices hipertróficas o queloides (31) reportaron .

- Farmacoterapia

La síntesis de inhibidores protpeica / antiinflamatorios
El uso temprano de los corticosteroides en la fase inflamatoria de la curación disminuye la cantidad de producción de fibroblastos y vasos sanguíneos , y la acción anti - inflamatoria . Tradicionalmente, intralesional o aplicación tópica de corticoides han sido el primer tratamiento de elección para las cicatrices hipertróficas. Cuando se usa solo , la inyección con corticosteroides tiene efecto favorable en la disminución efectiva del espesor de estas cicatrices , también la producción de un alivio de los síntomas . Las complicaciones más frecuentes de estas aplicaciones, la mayor intensidad via intralesional de que por via tópica, son la atrofia de la dermis, las telangiectasias y alterações locales en la pigrnentación cutanea.

La comúnmente utilizado para la aplicación de corticoides intralesionales es el acetónido de triamcinolona, la dosis máxima de 40 mg por sesión. Para la inyección intradérmica, acetato de metilprednisolona también se puede usar , así como 40 mg por sesión . En aplicación intralesional con el fin de evitar la incomodidad del dolor, relativamente intensa el alto grado de compactación de la fibrosis y la mayor cantidad de terminaciones nerviosas, pódese anestesiar previamente el tejido subcutáneo adyacente a la cicatriz con 2 % de lidocaína . Las inyecciones pueden administrarse cada 3 semanas, repetidas según sea necesario. El tejido fibrótico más densa a menudo requiere múltiples inyecciones.

Se debe tomar especial cuidado para evitar que el fármaco se infiltró en la piel normal alrededor de la cicatriz, a riesgo de ser capaz de causar atrofia de la piel y la despigmentación, que puede durar de 1-2 años (32) . Sin embargo, cuando el espesor de la regresión de la cicatriz para el alivio deseado de nivel normotrophy cicatriz, no hay necesidad de evitar un nuevo crecimiento de la cicatriz con otros infiltraciones, hay un riesgo de cicatriz hipertrófica se conviente en < atrófica, que también se considera patológica . Similares, y por las mismas razones de cuidado, triamcinolona acetónido corticosteroide tópico generalmente durante mucho tiempo hay que tener en relación. No se remojan en cintas con estos mercado de las drogas en forma de parche, en concreto el flurandrenolide . Sin embargo, el uso continuado también puede causar un lineal a lo largo de ambos bordes de la cinta , en la piel normal , en la que la misma también se puede adherir pigrnentação . En general, los corticosteroides fluorados en aplicación tópica, son más propensos a causar pigmentación de la piel .

Además de los corticosteroides, otro inhibidor de la droga de la síntesis de colágeno es la colchicina , pero ha sido poco utilizado debido a sus efectos tóxicos (33) . El 5 - fluorzuracil un antimetabólito que inhibe por mecanismo de competencia, la división celular , se ha utilizado para controlar la proliferación de los fibroblastos del tejido escleral y subconjuntival . Pero pocos estudios que demuestren su eficacia en las cicatrices hipertróficas y queloides . Otros medicamentos están siendo estudiados como inhibidores de la síntesis de proteínas. Os anti-inflamatórios no hormonales, como los inibidores de la ciclo-oxigenase (acido acetilsalicílico, ibuprofeno, naproxeno, dentro de otros), inibem la producion de prostaglandinas, mediadores inflamatórios en esos distúrbios cicatrizales hiperproliferativos.

La estimulación de proteasas (enzimas proteolíticas):
Una de las estrategias terapéuticas para limitar la cicatriz se basa en la aceleración de la degeneración de la matriz. La interleucina - 1 (IL - 1) estimula la actividad de las proteasas , especialmente colágenos por los fibroblastos , lo que representa un potente estimulador de la remodelación de la matriz y la fibrosis " . Una forma diferente de tratamiento implica el uso de inhibidores de la calmodulina (trifuorperazina) y proteína Czquinase (verapamilo) . Medidas terapéuticas específicas para aumentar la producción de colagenasa también son objeto de estudio.

- Criocirugía
La criocirugía ha sido utilizada con éxito en el tratamiento de la cicatriz hipertrófica. Sus efectos terapéuticos están directamente relacionados con el daño celular y el hecho de que, a temperaturas extremadamente bajas, daños estasis sanguínea y vascular se produce, lo que lleva a los teléfonos anoxia. Durante cada sesión de tratamiento, toda la lesión debe ser sometida a 2 o 3 ciclos de 30 segundos cada uno. El proceso de curación tarda aproximadamente un mes, el tiempo que los pacientes deben ser evaluados para otras sesiones. La edad de la lesión y un factor predictivo para el éxito del tratamiento. Cicatrices hiperproliferativas recientes, duración inferior a 12 meses, criocirugía responden mejor a la más antigua. El dolor de la aplicación de nitrógeno líquido es soportable, especialmente en las lesiones más grandes. Un cierto grado de atrofia e hipo pigmentación son casi inevitables con este método terapéutico.

- La resección quirúrgica
A diferencia de las cicatrices queloides, en los que el tratamiento quirúrgico es la primera opción de tratamiento en las cicatrices hipertróficas, como ocurre una regresión temporal de la lesión en la mayoría de los casos, la resección quirúrgica constituye una excepción opción.

Siendo la tracción, los bordes de una herida o la sutura, un factor predisponente crítico para la cicatriz hipertrófica, uno de los principios en la corrección quirúrgica de las cicatrices hipertróficas es además de la resección del tejido fibroso en exceso, reorientación quirúrgica del eje longitudinal de la cicatriz, lo más paralelo posible a las líneas de tensión de la piel menos. Para ello, el recurso responde a los principios básicos de la cirugía plástica, y la sutura por planos, realización de zeta -plastia y W -plastia, así como colgajos cutáneos o cualquier otro procedimiento quirúrgico con la finalidad de minimizar la tensión en la herida. (34). Deben ser seguidos, todavía, los preceptos básicos de utilizar instrumentos delicados, sutura finas y de buena calidad y agujas de pequeño diámetro y a traumáticas, para conseguir cicatrices de mejor calidad.

Por otra parte, es necesario para guiar al paciente a un reciente cicatriz hipertrófica, aún en actividad, que esperar durante un período de tiempo, quizás unos pocos meses antes de una posible resección quirúrgica submeterzse de la cicatriz. Para ello, hay dos argumentos que suelen tranquilizan la ansiedad de los pacientes que quieren deshacerse de una cicatriz antiestética, especialmente después de una operación cosmética. El primer argumento es que la tendencia va a tener la regresión de la cicatriz hipertrófica. Por lo tanto, la ventaja sería la posibilidad de que el paciente, no rara vez satisfecho con la cicatriz final resultante, naturalmente, no tener que someterse a otra cirugía. Si la operación es necesaria, la atrofia parcial durante este período de espera se reducirá el tamaño de la resección quirúrgica. El segundo argumento es que las cicatrices hipertróficas maduros, operado durante la inactividad de la lesión, tienen una menor incidencia de recidivas y complicaciones. Si los síntomas molestos, como prurito y / o dolor durante el período de espera se pueden usar adyuvantes métodos conservadores como la colocación de las placas de silicona o por aplicación tópica de corticosteroides o ruta intralesional. En los casos donde no es posible esperar a la maduración de la cicatriz hipertrófica, con el fin de disminuir la probabilidad de recaída, se puede seca que forma un subtotal que es, por incisiones intralesionales, o intra - marginales aproximadamente 2 mm por Dentro de cada banco, así como queloide (35) .

- Laser
El láser se utiliza con éxito relativo en cicatrices hipertróficas. Una mejoría clínica 57-83 ° / ha observado después de 1 ó 2 aplicaciones de 585 nm láser de colorante pulsados. El dolor asociado con láser de colorante pulsado normales y soportable, ser capaz de tomar más dolor en los niños o cuando se utilizan más de 100 pulsos en los adultos. Después del

tratamiento, el dolor simplemente no existe y no hay necesidad de ningún cuidado después de la aplicación. A discromía suave se observa hasta 7-10 días después de la aplicación. El uso de láser de colorante mejora la coloración de la cicatriz, haciendo que sus contornos menos notables, la reducción de la cicatriz de color blanquecino.

Las desventajas de los pulsos de láser son la necesidad de la programación, el tiempo de tratamiento y costo del tratamiento. Pacientes son atendidos para el tratamiento a cada 3 o 4 semanas, durante 4 o 6 meses. La duración de cada aplicación es de apenas algunos minutos. Esa modalidad de tratamiento presenta algunas ventajas para el paciente y para el médico, como la menor necesidad de revisiones quirúrgicas de las cicatrices y de inyecciones de corticosteroide.

Pronóstico / Prevención:

Contrariamente a la creencia general, la calidad de una cicatriz no está determinada principalmente por técnica de sutura, pero si la manera en la cual se ha producido la herida. Tras la lesión, hay una serie de factores que influirán en el resultado estético, tratamiento y pronóstico de la cicatriz. Entre éstos , los tres más importantes son , en orden descendente , la región del cuerpo donde la cicatriz en la misma dirección con respecto a las líneas de menor tensión de la piel y la longitud se encuentra , puede invadir más de una unidad anatómica o flexuras . Las cicatrices en esternal, deltoidea y escapular, líneas perpendiculares menos tensión de la piel y pliegues de la piel que las flexiones de la huelga son los que tienen peor pronóstico, especialmente en las regiones la gente negra.

El tratamiento ideal para las cicatrices hipertróficas es la prevención. El cierre temprano de las lesiones, la disminución de la duración de la fase inflamatoria disminuye la cantidad de cicatrices, así como por medio de suturas que precisamente pueden evitar la tensión en la línea de sutura . Además, con el fin de minimizar la presión sobre el suturas de la piel se puede aplicar a la misma, un pariente inmovilización regional de la piel por medio de entrelazado alergénicos cintas adhesivas micro porosas vestir (" microporagem ") 23 . Estos vendajes y almohadillas para ser utilizados por la inmovilización de por lo menos 30 días, y se pueden cambiar cada 3 o 4 días (Fig. 9) . Para que nadie afloja durante los baños curativos, la piel debe primero ser desgrasada con éter o el alcohol etílico y , antes de unirse a las cintas , ¬ aplica una fina capa de resina de benjuí. Para lograr una mayor inmovilización y la consiguiente minimización de tracción en las márgenes de sutura, puede utilizar aparatos ortopédicos y yeso para postoperatorio fugas por períodos que varían el caso.

Figura 15 - La inmovilización de la piel (" microporagem ") . Provisión de enredo de la cinta adhesiva micro porosa para minimizar la tracción en márgenes de la sutura a la movimentación del paciente, con el intuito de prevenir hipertrófica en la cicatrización. (Pag. 59).

En los casos de intervención quirúrgica en pacientes con una historia de la cicatriz hipertrófica, puede ser considerado compresión mecánica y elástica de la región de la cicatriz y / o poner placas de silicona, empapados con aceite mineral o no. Las placas se deben aplicar una semana después del procedimiento. También puede ser útil en la prevención de tratamiento de la cicatriz hipertrófica usando calor y ultrasonido en el masaje de la cicatriz diariamente con aceite de rosa mosqueta.

A pesar de la avanzada ciencia de los mecanismos de cicatrización de heridas y el equipo moderno y la experiencia con los instrumentos quirúrgicos disponibles, los cirujanos aún no tienen un control total sobre la calidad de las cicatrices producidas. Por lo tanto, la curación de la piel sigue siendo un desafío para la medicina, con mayor énfasis para la Cirugía Plástica. Sin embargo, empíricamente, la sensibilidad y experiencia de cada cirujano también tienen un poder de predicción de la calidad de la cicatriz en un paciente dado. Así que nada más apropiado que el de revivir el pensamiento hipocrático: " Si un médico, que visita a sus pacientes, es capaz de decirles no sólo del pasado y presente de los síntomas, sino también lo que va a pasar con ellos en el futuro aumentará tu reputación como médico y la gente no tendra escrúpulos para ponerse bajo su cuidado. " Hipócrates.

El tratamiento del queloide:

La resección quirúrgica de la lesión , lo que hace más de un siglo ha sido prácticamente el único tratamiento de queloides , ha demostrado ser ineficaz como un método aislado. La escisión sin ninguna otra piscina de terapia tiene una tasa de recurrencia que van desde 45 hasta 100 %. En la actualidad, la mejor opción es la asociación del complemento por beta-terapia, después de 24 a 48 horas de la escisión, con el fin de mitigar fibroplasia. En el servicio de radioterapia en la Universidad Federal de São

Paulo - Escuela Paulista de Medicina - se utiliza después de 48 horas, el beta- terapia con estroncio (90Sr), un peso total de 2.000 cGy en cada cicatriz queloide resecado , dividido en 10 sesiones de 200 cGy en días alternos . El efecto adverso más común de beta- terapia es la cicatriz discromía, por lo general representado por la hiperpigmentación.

Como la terapia con beta provoca una disminución en la fibroplasia, es conveniente, a veces el retraso de la eliminación de suturas para evitar la dehiscencia parcial, lo que podría precipitar la recurrencia de los queloides por segunda intención. Por lo tanto, el aumento de la duración de la estancia cables síntesis, es prudente realizar sunitas intradérmicas, que busca promocionar el aspecto estético final de la cicatriz.

Es preferible para resecar una fase lesión queloide de inactividad. En este caso, la escisión de los queloides y justalesional pueden ser total, es decir, una vez que la transición a la piel normal, con eliminación del exceso de tejido fibroso, seguido por la beta - terapia. Si la lesión esta en el proceso de actividad, es más apropiado esperar hasta la fase de inactividad para el secado . Para esto, se debe explicar detalladamente al paciente la razón de la espera y , si es necesario, lo guía para utilizar otras medidas para aliviar el malestar en forma de cremas de uso tópico de corticosteroides , a base de inyecciones intradérmicas de esta sustancia y la compresión elástica. Cuando sea necesario para resecar el queloide en fase de plena actividad , si la lesión extirpada internamente , dejando intacto el margen periférico del queloide (aproximadamente 2 mm), es decir , haciendo una resección intralesional y no una retirada total (escisión) de la lesión . Por lo tanto , los márgenes de la lesión no ha teóricamente tienen el potencial para la actividad proliferativa .

El acetónido de triamcinolona con corticosteroides intralesionales en una dosis de hasta 40 mg por sesión ha ganado papel significativo en la profilaxis y el tratamiento de queloides . A pesar de la mejora relativa, una regresión completa de la lesión no se produce a menudo. El corticosteroide inhibe la síntesis de proteínas y la migración de fibroblastos, pero el mecanismo exacto de la reducción de colágeno todavía no se entiende totalmente. Sin embargo, éstos podrían producir fugas dentro de un corto período de tiempo , una regresión significativa de los síntomas como la picazón y dolor, así como la reducción del volumen de la lesión . Se puede realizar bajo anestesia local, preferentemente en el nivel de tejido subcutáneo, por medio de una jeringa hipodérmica común con el tipo de aguja (13 x 4,5). Alternativa ideal sería mediante una jeringa especial de inyección para la inyección intradérmica sin aguja, el fármaco que se inyecta bajo la presurización, para disparar pequeños chorros de la misma. La ventaja de este tipo de dispositivo es la capacidad de aplicar dosis igualmente divididas, el medicamento alrededor de la queloide y la profundidad su epitelial correctamente.

La combinación de la resección quirúrgica con corticosteroides intralesionales , reduce la inclinación de recurrencia a menos del 50 % . Sin embargo, la principais efeitos colaterais locales son atrofia, despigmentación y telangiectasias de la cicatriz tratada, principalmente despues de repetidas infiltraciones. Alternativamente, se utiliza el acetonido de triancinolona de forma tópica, vehiculado en pomadas o cremas, como suporte coadjuvante en la prevención o regresión del queloide.

Otras modalidades de tratamiento incluyen láser queloide operativo con argón o dióxido de carbono, la criocirugía con nitrógeno líquido, usando 5 - fluoro - uracilo , el tamoxifeno y el ácido retinóico1 . También se estudio los efectos de los campos electromagnéticos sobre los fibroblastos humanos derivados de piel queloide y normal (22) .

Hubo una inhibición de la proliferación de fibroblastos y una disminución en la producción de colágeno. Eletropositividade evidencia apoya que pueden retardar el crecimiento biológico de componentes hiperproliferativas necesarios para la curación.

Colocación del electrodo positivo en la lesión, describe la reducción del crecimiento de las cicatrices hipertróficas y queloides, incluyendo reducción de la densidad de los mastocitos aumentado en estas lesiones (23 , 24) . Estos resultados sugieren que la exposición a campos electromagnéticos s , puede ser una herramienta terapéutica eficaz en el tratamiento e incluso en la prevención de queloide .

Pronóstico:

Los queloides recurrentes a veces es más grande que la lesión original. La recurrencia se produce en el 37 % de los casos , hasta el sexto mes después de la resección , el 29% entre 7 y 12 meses , el 9% entre 13 ° a 18 ° y 10 meses el 19% del " mes 24 . Por lo tanto , la incidencia máxima de la recaída se produce aproximadamente hasta el mes 13 . Así que muchos investigadores prefieren esperar 3-5 años antes de considerar la operación fue definitivamente curativo.

Las cicatrices queloides que se originaron en las heridas infectadas, tienen una mayor tasa de recurrencia que los de las cicatrices quirúrgicas. Sin embargo , no hay ninguna diferencia significativa en el postoperatorio éxito / recaída en el tamaño original de la lesión (para semejantes grados de tensión en la sutura), en relación a la edad de la lesión para queloides inactivos, y en relación a la etnia de la persona operada.

Sin embargo, la tasa de recurrencia es mayor cuando las lesiones activas se resecan, es decir, que estaban creciendo o síntomas en el momento de la operación. Por lo tanto, el picor y / o dolor representan los pronósticos más desfavorables.

También, la presencia de múltiples queloides simultáneas empeora el pronóstico de la presencia de un solo queloide. De todos modos, la recurrencia (s) anterior (es) no es (m) necesariamente una contraindicación para una nueva escisión.

Prevención:

Las modalidades terapéuticas propuestas hoy en día son todavía bastante diferentes, debido a la falta de comprensión de la verdadera fisiopatología de queloide. En términos de prevención, hay poco disponible, con énfasis en la compresión mecánica de una herida quirúrgica reciente en un paciente con una tendencia a desarrollar queloides. La compresión debe ser continua y puede ser ejercido por las prendas elásticas superiores a 24 mm / Hg , que reorienten los haces de fibras de colágeno (10 , 25) .

Cuchillas de silicona han logrado un éxito relativo en el tratamiento preventivo de queloide. Aunque el mecanismo todavía no se entiende totalmente, se cree, debido a su impermeabilidad de la capa córnea, una hidratación continua de la piel, con hiperemia reducida y fibrosis incipiente. Aún así, estas hojas no se pueden mostrar en las cicatrices queloides (o hipertróficas) inactivos o antiguos.

Figura 16 - cuchillas de modelos de silicona utilizado en la prevención de los queloides . (P.60) .

No son adecuados como el formato de los modelos de la cicatriz listas, tales como una mamo plastia de reducción, y las tiras o bloques están tallados según sea necesario .

La literatura muestra que ningún método es satisfactorio y combinación de métodos es más eficaz. Sin embargo, ninguna de estas estrategias tiene la aprobación generalizada.

Por lo tanto, a pesar de las diversas modalidades de tratamiento y prevención, el queloide sigue siendo un desafío.

Al revisar la literatura, (Alessandra GS ; Adelina FNR et al : ... Plast Rev. Bras Cir 2012) (36) vemos informes sobre mejora de cicatrices post-traumática o patológica con el láser de CO2 fraccional (CO2F) y la conclusión de que esta es segura la tecnología , eficaz, aunque se utilizan sólo en pacientes con tipos de piel II a III. El objetivo de este estudio fue evaluar la eficacia de CO2F en pacientes con secuelas de quemaduras faciales con tipos de piel III a VI . En total, 14 pacientes con una edad media de 29 años , sufre de secuelas de quemaduras faciales y tipos de piel III a VI se sometieron a CO2F aplicación del láser . Después de dos meses , la quemadura se evaluó mediante la escala con 6 parámetros : color , textura , hidratación , irregularidades de la superficie , y volumen distensibilidade.A duración media del dolor era de 19 horas, edema, 1,3 días , y hiperemia , 6,5 días . Costras que caen terminaron entre 5 días y 36 días, con una media de 13,4 días. Dos meses después de la sesión, 5 pacientes tuvieron hipocrómica enfrentando a los puntos correspondientes del tablero de ajedrez de ablación por láser. La satisfacción subjetiva de los evaluadores (pacientes y médicos) con el tratamiento fue del 84,6 %. Para los pacientes, se observó una mejoría de las irregularidades de la superficie, la distensibilidad y la textura de la piel (57 % de los casos) , hidratación (43 %) , volumen (28 %) y de color (14 %). Para los médicos, se produjo una mejora de las irregularidades de la superficie y la distensibilidad (43 %). El tratamiento con láser de CO2F con parámetros blandos fue bien tolerado y tenía un alto índice de satisfacción de los pacientes con secuelas de quemaduras faciales, con irregularidades textura mejorada, distensibilidad y de superficie. La alta incidencia de hipo pigmentación es un factor a considerar en la indicación de CO2F láser en pacientes con tipos de piel IV a VI .

La posible participación de los queratinocitos en la remodelación de la herida se ha estudiado desde hace mucho tiempo. Este estudio investigó el impacto de los queratinocitos en la contracción de la herida. Se utilizó el tipo I murino colágeno poblado por los fibroblastos humanos con los queratinocitos humanos sembrados en la superficie (grupo de estudio), formando un equivalente dermoepidérmico. Geles de colágeno poblados apenas por fibroblastos fueron utilizados como grupo controle. Los criterios de confección y almacenaje de los geles fueron iguales para ambos grupos. Hubo aumento evidente y estadísticamente significante en la contracción de gel de las muestras pobladas por queratinócitos, en comparación al grupo control. Esos resultados sugieren que los queratinócitos no solo pueden modular la proliferación de fibroblastos, mas también, por sí sólo, desempeñar papel activo en la contracción de la herida. Nuevas investigaciones sobre mecanismos envueltos en las vías de comunicación entre células y entre célula y matriz deben ser evaluadas bajo el punto de vista de participación de los queratinócitos en la cicatrización de heridas y formación de cicatrices patológicas. (César I; André OP: *Rev. Bras. Cir. Plást.* 2011) (37).

El tratamiento de queloide es un reto terapéutico con resultados a menudo decepcionantes. Se necesitan terapias adyuvantes más eficaces para reducir las altas tasas de recaída. Esta investigación se basa en una modalidad combinada con la aplicación de imiquimod al 5 % en crema en combinación con la cirugía. Imiquimod crema al 5% es un modificador de la respuesta inmune que con la inducción y la activación de las células asesinas naturales , los macrófagos y las células de Langerhans , inducen en la síntesis local y la liberación de citoquinas , incluyendo el interferón (IFN) - alfa , IFN-gamma , factor de necrosis tumoral - alfa y las interleucinas 1 , 6 , 8 y 12 , cuando se aplica tópicamente .

Una inhibición dosis-dependiente de los recursos humanos en la producción de colágeno por los fibroblastos con IFN -alfa y IFN -gamma. IFN-gamma disminuye tanto la producción de colágeno y glicosaminoglicanos . Sobre la base de la capacidad de IFN - alfa 2b para la reducción de la recurrencia de queloides , este estudio tiene por objeto evaluar el tratamiento combinado de cirugía y de imiquimod al 5 % en crema , así como su prevención .

Según estudio prospectivo se evaluaron 14 pacientes de un total de 25 queloides , con un seguimiento mínimo de 6 meses se realizó la escisión intralesional e inició la aplicación de imiquimod crema al 5% en el día de la cirugía y se mantuvo durante dos meses. La evaluación de la cicatriz se analizó por medio de una escala de evaluación (paciente y observador - gobernante del Servicio de Cirugía Plástica), signos de recurrencia y también el tamaño de la cicatriz en el preoperatorio y el postoperatorio. (Fig. 17 - 18 , p.61 - 62) .

Después de los 6 meses de seguimiento, no hubo mejora en la cicatrización para el paciente y en 72 % a 88 % observadoron que tiene una tasa de recurrencia del 8 % y una reducción en el área de la cicatriz (p = 0,0053) .

Uso Imiquimode crema al 5% en la resección postoperatoria de la recurrencia de queloides disminuye significativamente su revisión a los 6 meses.

Todos los queloides intralesional fueron extirpados bajo anestesia local (Xylestesin 2 % con epinefrina 1:200.000) , el control de la hemostasia con electrocauterio y cierre primario con sutura subdermica tipo incoloro no absorbible, para reducir la tensión , y la sutura de la piel con hilo negro no absorbible (Ethilon nylon , Ethicon) . En los defectos localizados en la oreja, la sutura de la piel se realizó sólo con Ethilon . Las suturas de la piel se retiraron después de 14 días.

El imiquimod crema al 5% se inició en todos los pacientes en el momento de la escisión quirúrgica y se mantuvo durante dos meses. Se realizó seis meses de seguimiento, con la valoración subjetiva de la cicatriz a través de fotografías de preoperatorio y postoperatorio por el paciente y un observador que no estuvo involucrado en cualquier tipo de cirugía, siendo soberano de un servicio de cirugía plástica a través SBCP con una escala de calificación. La pequeña escala de la paciente y el observador contiene elementos que están marcados en una escala de 1 a 10, donde 1 indica " se asemeja a la piel normal " y 10 "la peor herida. " Para el observador, estos artículos eran la vascularización, la pigmentación, la superficie y la impresión general, para los pacientes, el dolor, la picazón, el color, la rigidez, el grosor, la rugosidad y la impresión general. Los pacientes fueron interrogados acerca de la apariencia de la cicatriz como mejor, igual o peor, si no se considera un tratamiento exitoso. (38)

Según Berman y Villa (2003) (38) , un análisis descriptivo de los datos del paciente , se tomó características de queloides, cicatriz postoperatoria y la evaluación en la semana 24 . Se utilizó una prueba t apareada para evaluar las áreas de las cicatrices de pre y postoperatorio, y se fija en un nivel de significación del 5%. Los signos de recaída fueron evaluados por el observador a través de una serie de cruces (1-4) , tomando como criterio la altura de la cicatriz y su extensión más allá de los márgenes quirúrgicos originales y sin recurrencia (cero).

Las investigaciones realizadas por Berman B. y Villa A., (2003) muestra que los queloides se extirparon y se trataron con imiquimod al 5 % en crema, que actúa sobre la cicatriz durante 6 a 8 horas en la noche a la cirugía y se eliminan con agua a la mañana siguiente, con el uso posterior de un ungüento tópica (neomicina / bacitracina) durante 2 meses. Este estudio se basa en la capacidad de IFN - alfa 2b para reducir la recurrencia de queloides cuando se utiliza inmediatamente después de la escisión, que se demostró por Berman y Flores, 1997. Kaufman y Berman examinaron los efectos de imiquimod crema al 5%, sin recurrencia en las 24 semanas entre las 11 queloides de 10 pacientes que completaron el estudio, menos que la tasa reportada en la literatura. Resultados similares fueron reportados por Arellano y otros, en el Congreso Mundial de Dermatología (París, 2002) . En este estudio, consideramos que sólo el 8 % de recidiva (+ + + + / 4 +) , ya que las otras opiniones pueden cambiar más adelante por una cicatriz hipertrófica o incluso la evolución prolongada. En esta investigación, los queloides son tratados en varios lugares, a expensas de los estudios antes mencionados que evaluaron una sola ubicación. Algunos autores afirman que no hay ninguna diferencia en base a la ubicación de la prognosis, pero otros reportan diferencias clínicas significativas, como los queloides del pecho y los hombros debido a la gran tensión en estas áreas, lo cual fue confirmado en este trabajo el 100% de las recurrencias localizadas en el tórax.

Los queloides incluidos en el estudio fueron confirmados histológicamente después de la escisión, un hecho comentado por Cosman , que observó diferencias en las tasas de recurrencia en la cicatriz sin confirmación histológica , con la posibilidad de la inclusión de las cicatrices hipertróficas en los estudios sin confirmación.

Hay significativa variación en el período de seguimiento entre los estudios de queloide, muchos recomiendan un mínimo de 1 ano (11,13) otros postulan hasta 2 años (12, 15). El papel expuesto presenta los resultados de los 6 meses de seguimiento, lo que podría explicar el tipo reducido de recurrencia. Muchos autores para definir cómo los resultados fueron exitosos o recaída (4, 9, 12), en este estudio, además de utilizar una escala para evaluar el paciente postoperatorio y un resultado observador, también evaluamos los signos de recidiva y cálculo de la zona de la cicatriz en el pre-y después de la operación, con una reducción significativa y la activación de las células asesinas naturales, los macrófagos y las células de Langerhans, inducen en la síntesis local y la liberación de citoquinas, incluyendo el interferón (IFN)-alfa, IFN-gamma, factor de necrosis tumoral-alfa y las interleucinas 1, 6, 8 y 12 cuando se aplica tópicamente.

Una inhibición dosis-dependiente de los recursos humanos en la producción de colágeno por los fibroblastos con IFN-alfa y IFN-gamma. Según el autor Imiquimode 5% en crema es un modificador de la respuesta inmune que por la gama de inducción disminuye tanto la producción de colágeno y glicosaminoglicanos. Sobre la base de la capacidad de IFN-alfa 2b para la reducción de la recurrencia de queloides, este estudio tiene por objeto evaluar el tratamiento combinado de cirugía y de imiquimod al 5% en crema, así como su prevención. (38,39,40).

Por último haremos referencia al tópico:

TRATAMIENTO en medicina estética de la CICATRIZ:

Aunque el cirujano plástico o un médico esteticista no pueden hacer una cicatriz desaparece por arte de magia, algunas técnicas del arsenal de la cirugía estética y medicina estética pueden hacer mucha más discreta cicatriz, mejorando el aspecto de la misma. El punto más importante en el tratamiento de una cicatriz es una buena relación médico-paciente, donde las metas y resultados realistas se explican y definen. Dependiendo del tipo de tratamiento de la cicatriz puede hacerse en varias etapas con diferentes técnicas. (41)

- Subsición: El cirujano o medico esteticista debe utilizar una técnica mínimamente traumática, suturas especiales y evitar tensión en la cicatriz, dejando que el organismo termine la cicatrización de la mejor manera posible.

- Peeling: El peeling químico consiste en la aplicación tópica de sustancias químicas capaces de provocar reacciones que van desde una leve descamación hasta necrosis de la dermis, con remoción de la piel en diversos grados. Esto significa que habrá una descamación y regeneración de la piel, lo que permite el tratamiento de cicatrices e irregularidades (principalmente debido a las secuelas del acné), manchas y envejecimiento. El dermatólogo indicará la mejor sustancia en cada caso en función de la piel del paciente y la profundidad y la longitud de la cicatriz.

- relleno: En cicatrices deprimidas, utilizamos efecto biocompatible, temporal o prolongada, para llenar los huecos de las más empinadas, con la planificación de la cicatriz y mejorar su apariencia.

• La infiltración de corticoides: procedimiento que se explica por diferentes autores y se hace referencia en esta investigación, es ampliamente aplicado con excelentes resultados, que siempre deben estar asociados con otros procedimientos, como la radioterapia o extirpaciones quirúrgicas. Constituye sustancias corticosteroides intralesionales dentro de la cicatriz. Generalmente las sesiones se llevan a cabo espaciados de 3 semanas, se observaron mejoras en la calidad de la cicatriz en la tercera sesión.

• Radioterapia: una alternativa terapéutica que se deja de utilizar en casos refractarios a los tratamientos menos nocivos, que se utiliza generalmente si se combina la terapia quirúrgica. Hechos en la estructura del ADN, lo que impide la multiplicación celular.

• Dermopigmentación: Una forma adecuada de tratar las cicatrices discrómica.

• Intradermoterapia: La administración intralesional de sustancias también representa una ayuda muy utilizado en el tratamiento de cicatrices (por ejemplo tamoxifeno) .

• TRATAMIENTO CON FACTORES DE CRECIMIENTO: es la más avanzada en medicina estética. La revolución en Europa y los Estados Unidos de los procedimientos no quirúrgicos son para rejuvenecer rostro y otras partes del cuerpo mediante la inyección de factores de crecimiento, autólogo o heterologo, también sirve para tratar quemaduras y minorar las cicatrices. (7)

Figura 19. - Presenta el algoritmo en el tratamiento de la cicatriz patológica (pag.63).

Conclusión:

Comúnmente encontradas en la práctica quirúrgica, los queloides tienen incidencia que varía de 5% a 16% en las poblaciones de riesgo, incluyendo negros, hispanos y asiáticos.

Los fototipos de piel según Fitzpatrick se mostraron válidos como criterio que debía ser incluido en los estudios de queloide y cicatriz hipertrófica.

Muchos esquemas de tratamiento han sido utilizados, como el corticoide intralesional, compresión, laser terapia y crio cirugía, pero los resultados presentados son inconsistentes.

La escisión quirúrgica isolada puede presentar tasas de recurrencia entre 45% y 100%. En combinación con la radioterapia, es considerado el tratamiento más eficaz disponible para los queloides graves, de acuerdo con las recomendaciones clínicas internacionales sobre el manejo de la cicatriz, por eso Van de Kar et al. sugieren que la escisión quirúrgica combinada con la radioterapia debería ser reservada como último recurso en el tratamiento de los queloides resistentes a la terapia.

Otras terapéuticas como: el uso de Imiquimode 5% crema en el posoperatorio de la cirugía de resección de queloide disminuye significativamente su recidiva.

El tratamiento con laser de CO_2F con parámetros suaves fue bien tolerado y presento alto índice de satisfacción en pacientes con mejora en cicatrices pos-traumáticas o patológicas demostrando tratarse de tecnología segura y efectiva.

41

Anexos:

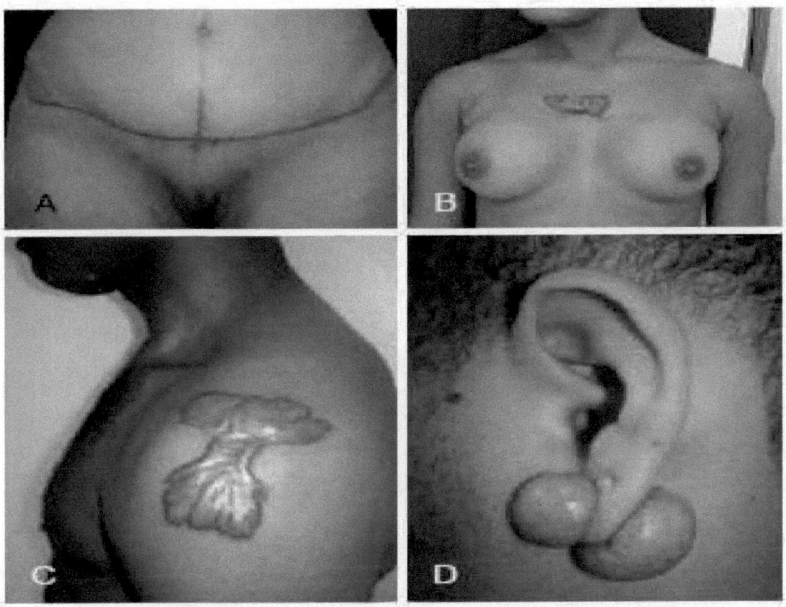

Figura 1 - Tipos de cicatrices fibroproliferativas. En A, cicatriz tipo hipertrófica (*Short-term Evolution*, STE). En B, cicatriz tipo queloide (*Long-term Evolution*, LTE). En C e D, cicatriz tipo mixta (*Intermediate Group*, IG).

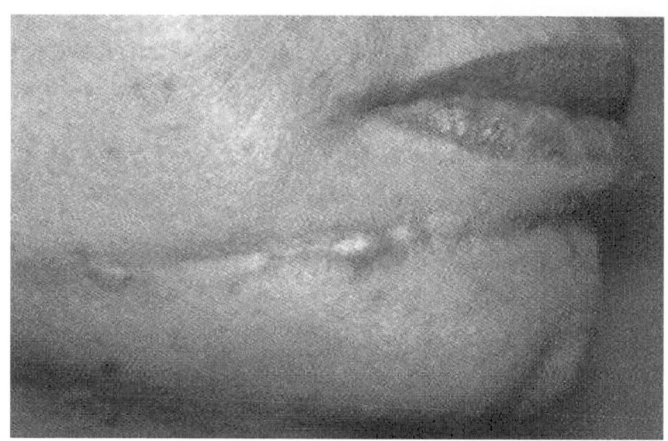

Figura 2- Cicatriz hipertrófica en sentido opuesto a las líneas de menor tensión de la piel.

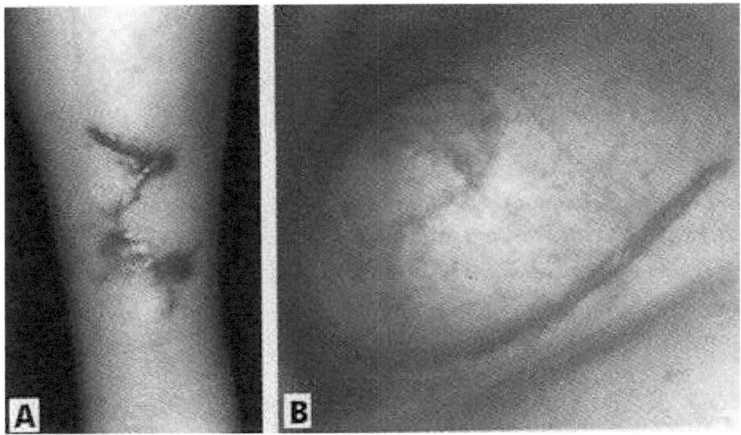

Figura 3 - Aspecto de cicatriz hipertróficas

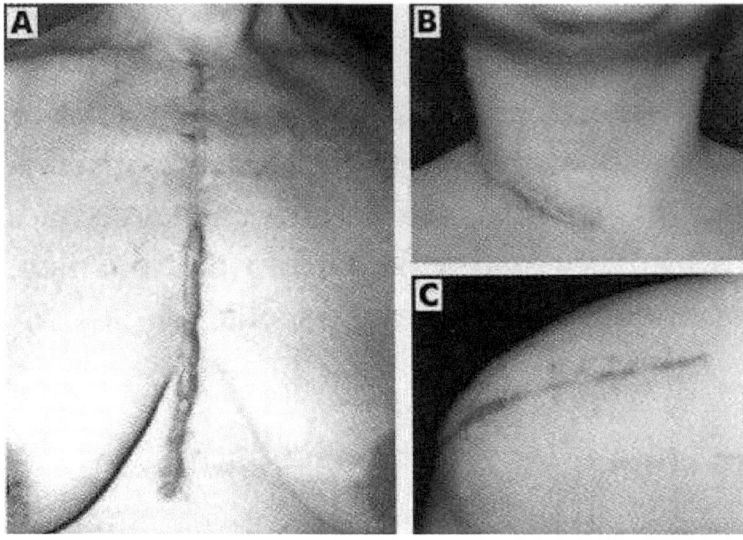

Figura 4- Regiones más frecuentes de cicatrizes hiperproliferativas

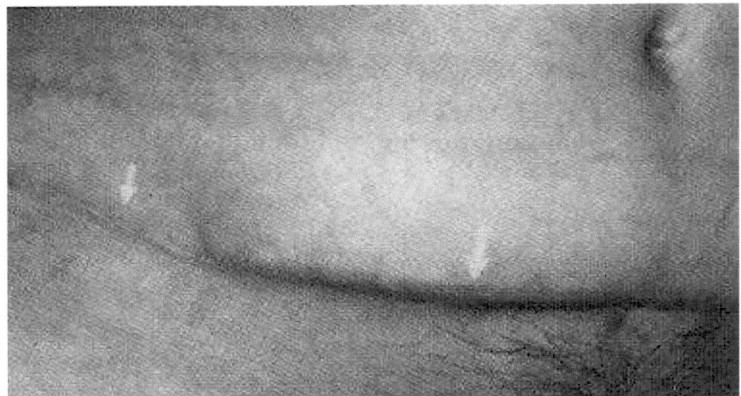

Figura 5 - Cicatriz mixta.

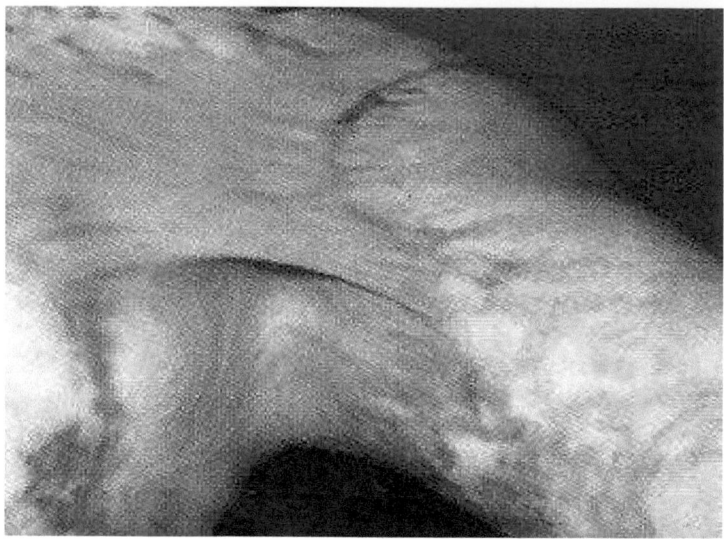

Figura 6 - Cicatrización hipertrófica por extensa quemadura de 2° grado profundo

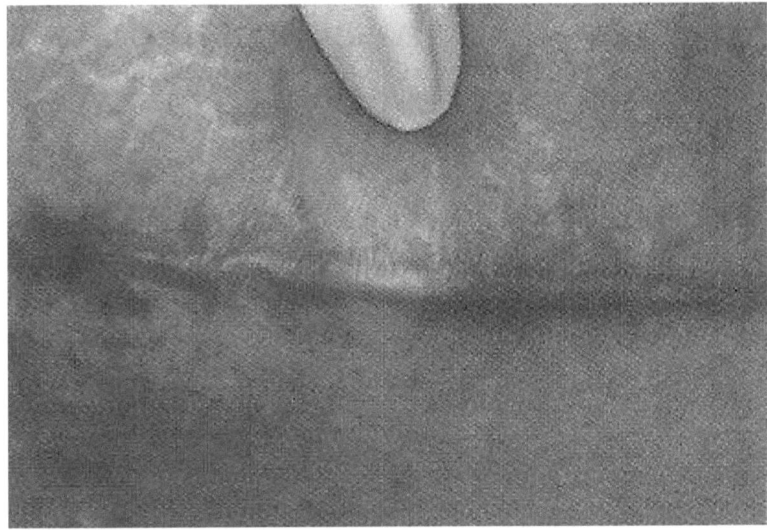

Figura 7 - Señal de dígito-presión positivo en cicatriz hipertrófica en fase de actividad.

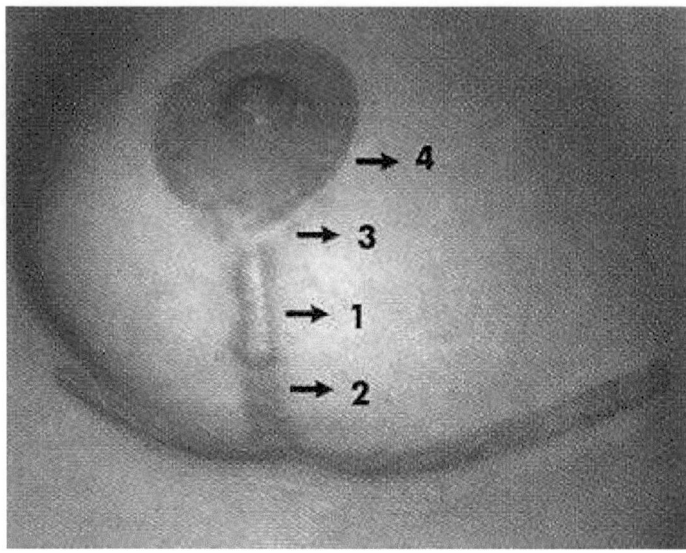

Figura 8 - Varios tipos de cicatrices en una misma región, con el mismo tiempo de evolución.

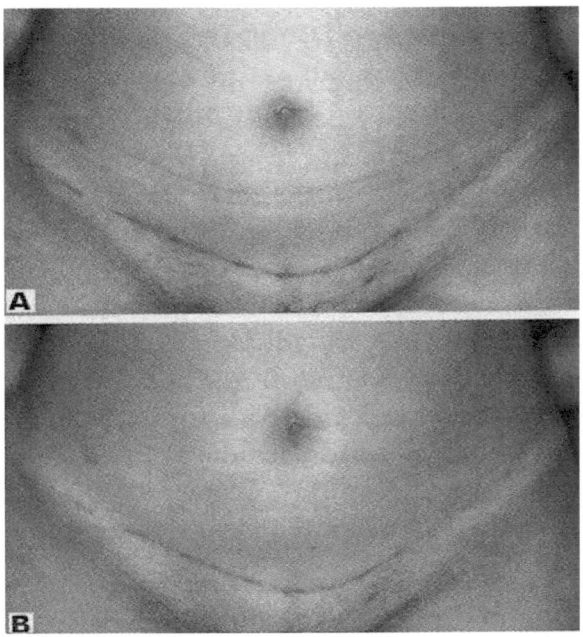

Figura 9- Fase de regresión de la cicatriz hipertrófica

50

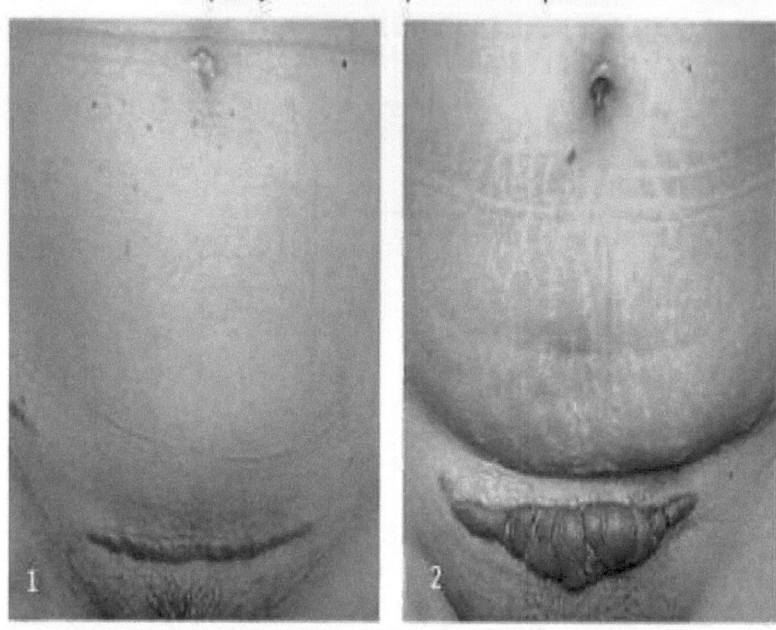

comparação cicatriz hipertrofica x queloide

Fig.1 - cicatriz hipertrofica respeita os limites da lesão   **Fig.2** - Queloide ultrapassa limites da lesão

Figura 10.-

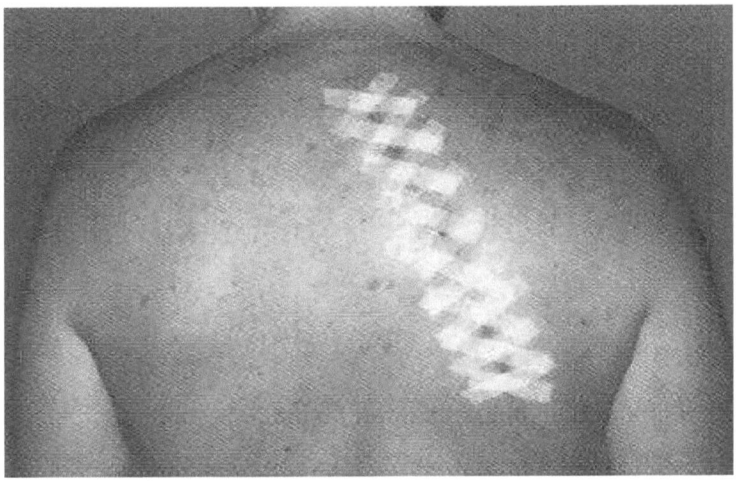

Figura 11 - Inmovilización cutánea ("microporagem").
Disposición del entrelazamiento de cintas micro porosas adhesivas para minimizar la
tracción en las márgenes de la sutura al movimiento del paciente, con el intuito de
prevenir hipertrófica en la cicatrización.

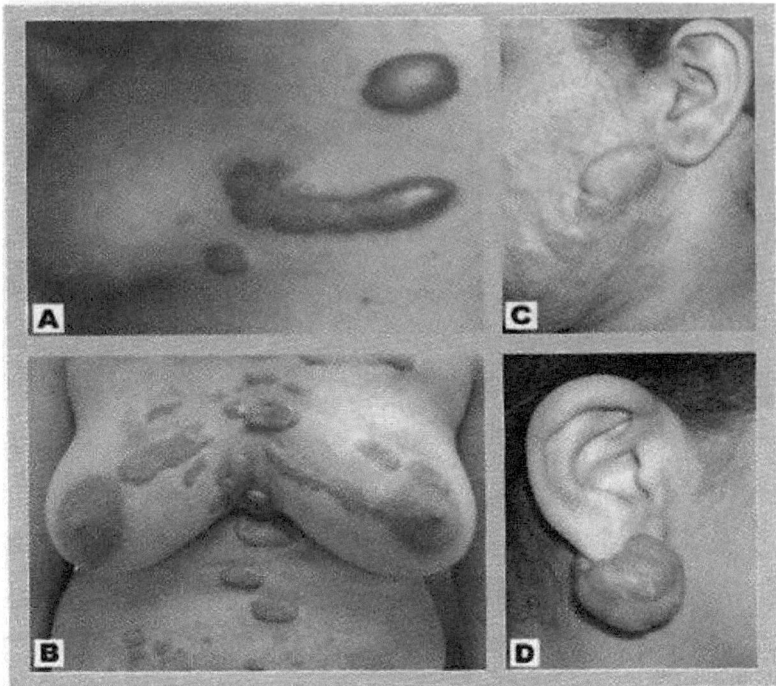

Figura 12 - Locales frecuentes del queloide, pared torácica y segmento cefálico.
A. Lesiones queloideas en fase de actividad, causadas por escoriaciones, presentando crecimiento referido, hiperemia y prurito.
B. Paciente con cicatrices queloideas difusas, principalmente en la pared torácica y también en la abdominal, por depilación con cuchilla de afeitar; aunque las lesiones tengan 8 años, todavía presentan prurito referido.
C. Face presentando queloide, por secuela de acné, en fase de actividad.
D. Queloide activo en lóbulo de oreja, después de perforación para colocación de brinco.

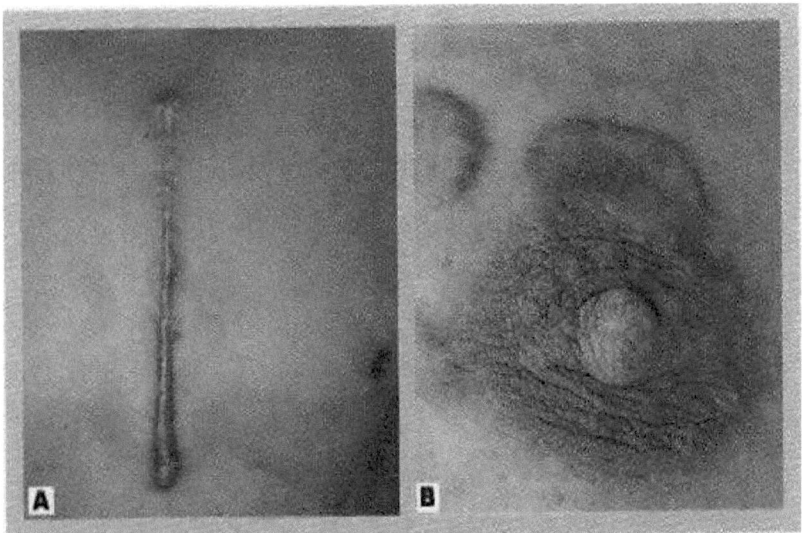

Figura 13 - Aspectos peculiares de queloide.
A. Paciente en el cual fue realizado toracotomía, coexistiendo en la misma cicatriz, simultáneamente, un segmento cicatricial de aspecto normal e hipertrófico en la mitad craneal, y otro de aspecto queloideano en la mitad caudal.
B. Detalle de la preservación de la integridad de la placa aréolo-papilar de una paciente durante el crecimiento del queloide; se observa que la piel de placa fue "empujada" y no invadida.

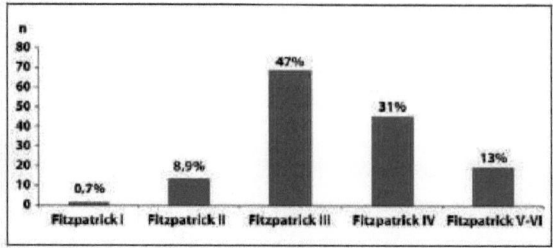

Figura 14 – A. Frequência de los foto tipos de Fitzpatrick en los portadores de cicatrices fibroproliferativas. n = número de pacientes.

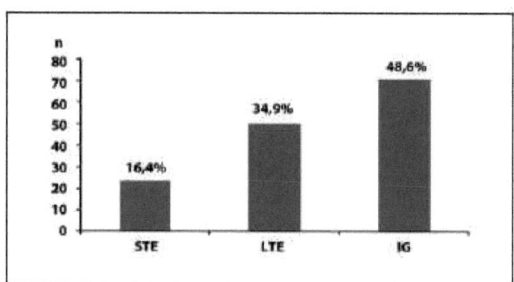

Figura 14 – B. Frecuencia de los tipos de cicatrices fibroproliferativas según los criterios de Muir. IG =*Intermediate Group* (cicatrices tipo mixtas); LTE = *Long-term Evolution* (cicatriz tipo queloide); n = número de pacientes; STE = *Short-term Evolution* (cicatriz tipo hipertrófica).

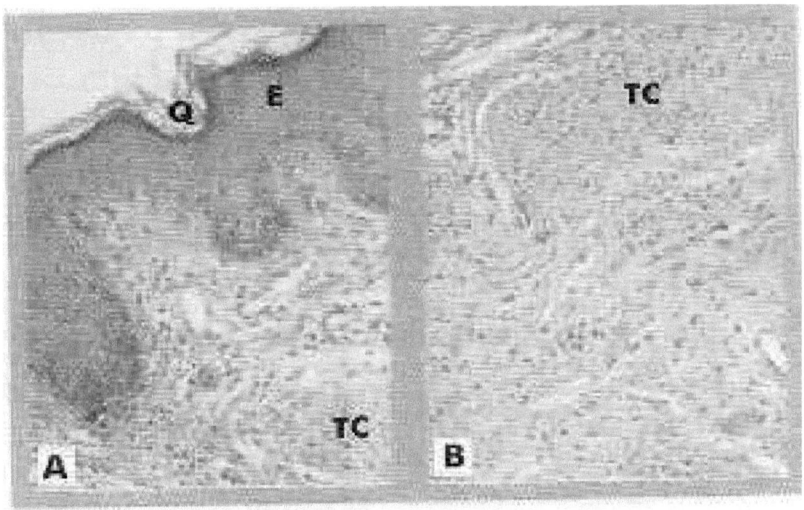

Figura 15 - Exame histopatológico del queloide. (HE, X 200)
(E = Epitélio; Q = Queratina; TC = Tejido Conjuntivo).
A. Epitélio queratinizado, tejido conjuntivo poco vascularizado y ausencia de melanócitos.
B. Tejido conjuntivo poco vascularizado y fibras colágenas dispuestas en nódulos y de forma aleatoria.

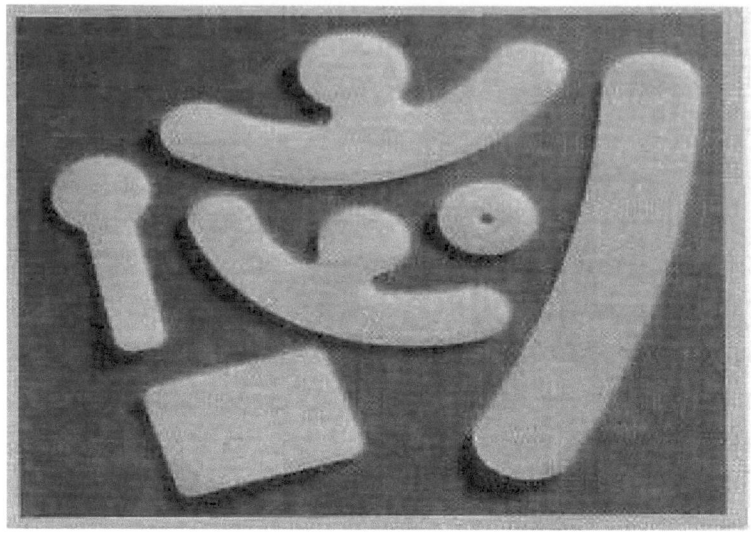

Figura 16 - Modelos de laminas de silicona utilizados en la prevención del queloide. Existen modelos listos y apropiados conforme el formato de la cicatriz, como en mastoplastias reductoras, y tiras o bloques para ser esculpidos conforme la necesidad.

Figura 17:

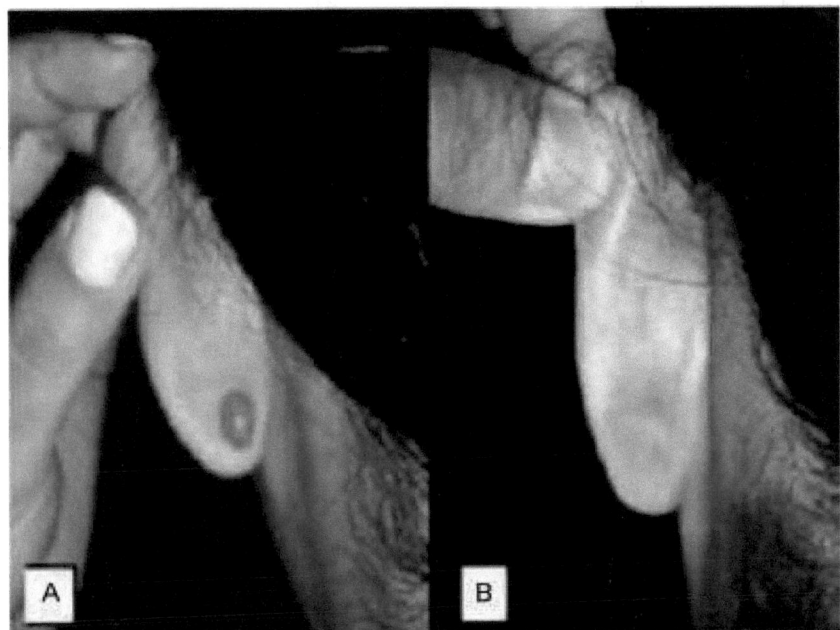

Figura 1 – A: Paciente com queloide em lóbulo da orelha esquerda no pré-operatório. *B:* Após tratamento com exérese cirúrgica e Imiquimode 5% creme, com pós-operatório de 24 semanas.

Figura 18:

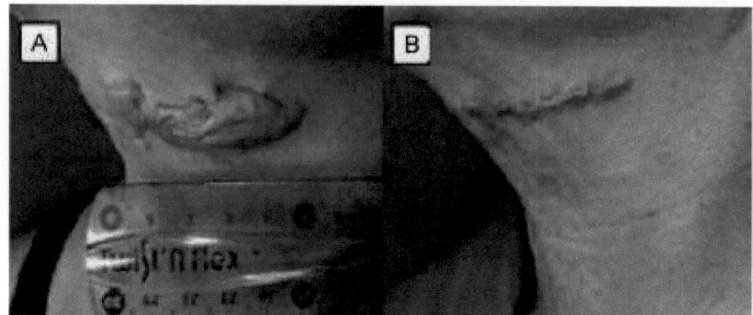

Figura 2 – A: *Paciente com queloide em região cervical no pré-operatório.* **B:** *Após tratamento com exérese cirúrgica e Imiquimode 5% creme, com pós-operatório de 24 semanas.*

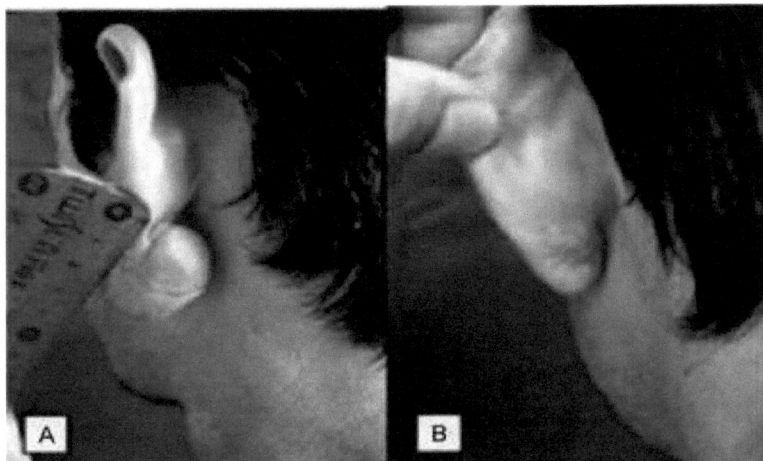

Figura 3 — **A:** *Paciente com queloide em lóbulo da orelha esquerda no pré-operatório.* **B:** *Após tratamento com exérese cirúrgica e Imiquimode 5% creme, com pós-operatório de 24 semanas.*

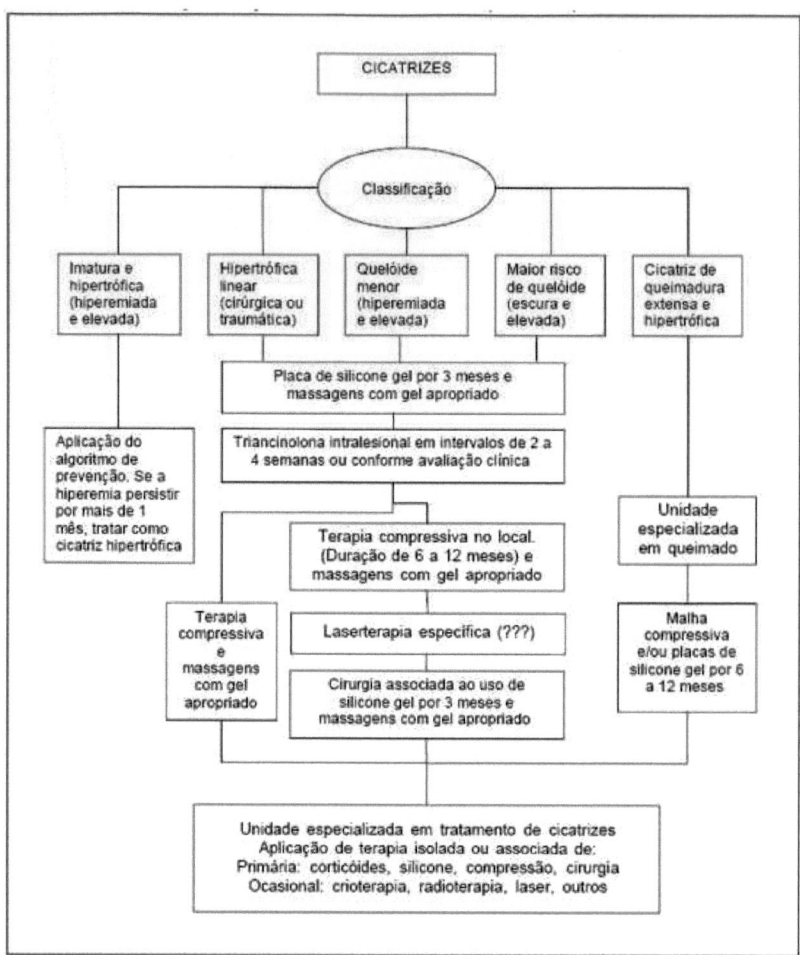

Figura 19 – Algoritmo: cicatrización.

Fuente: Revista Brasileña de Cirugia.

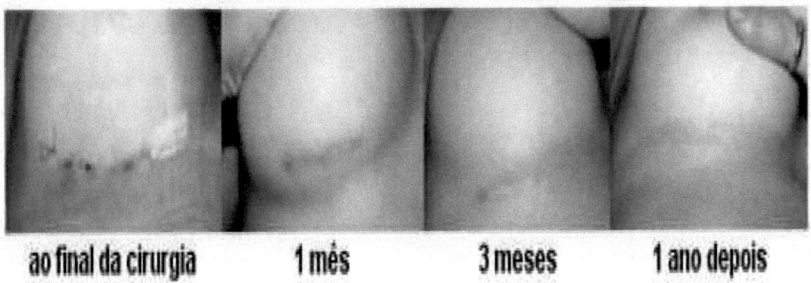

Cicatriz localizada no sulco inframamário

ao final da cirurgia   1 mês   3 meses   1 ano depois

- al final de la cirugía: cicatriz semejante a una línea fina, rojiza (foto 1)

- entre 1 e 3 meses: la cicatriz queda más aparente, tornándose mas gruesa y/o rojiza (fotos 2 y 3)

- entre 3 meses y 1 ano: la cicatriz comienza a clarear , hasta adquirir su aspecto final con 1 año, con color y texturas semejantes al de la piel adyacente (foto 4)

Figura 20. - Evolución del proceso de cicatrización (cirugía de mamas).

Referencias bibliográficas:

1. Abla LEF, Ishizuka MMA: Cicatriz hipertrófica e queloideana. In: Manual de Cirurgia Plástica/Lydia Masako Ferreira. 1ªed. São Paulo, Brasil: Editora Atheneu; 1995.p.11-2.

2. Borges AF. Pronóstico de la cicatrizacion de las heridas. In: Cicatrices inestéticas – Prevencion y tratamento. 1ª ed. Barcelona, España: Editorial Labor; 1977.p.15-33.

3. Rockwell WB, Cohen IK, Ehrlich HP: Keloids and hypertrophic scars: A comprehensive review. Plast Recontr Surg, 84:827-37, 1989

4. Alves JCRR, Silva Filho AF, Pereira NA. Cicatrização patológica e seu tratamento. In: Mélega JM, ed. Cirurgia Plástica. Fundamentos e arte-Principios Gerais. Rio de Janeiro. Medsi, 2002.p.15-24.

5. Rockwell WB, Cohen IK, Ehrlich HP: Treatment of keloids. In: Stegman SJ. Cosmetic Dermatologic Surgey, 2° ed. Chicago, United States of America: Year Book Medical; 1990.p. 201-6.

6. Ackerman B, Chongehitnant N, Sanchez J, Guo Y, Bennin B, Reichel M, Randall MB. Fibrosing dermatitis. In: Histologic diagnosis of inflammatory skin diseases: a algorithmic method based on pattern analysis. 2ªed. Baltimore, United States of America: Williams & Wilkins Company; 1997.p.727-33.

7. Stegman SJ, Tromovitch TA, Glogan RG: Treatment of keloides. In: Stegman SJ. Cosmetic Dermatologic Surgey, 2° ed. Chicago, United States of America: Year Book Medical; 1990.p.201-6.

8. Strucker FJ, Shaw GY: An approach to management of keloids. Arch Otolaryngol Head Neck Surg, 118:63-5,1993.

9. Abrams BJ, Benetto AV, Huneniuk HM: Exuberant Keloidal formation, j AOAC Int, 93:863-5, 1993.

10. Cohen IK, Peacock EE jr: Keloidal and hypertrophic scars. Int Plastic Surgery, 1:723-46, 1990.

11. Deitch EA, Wheelan TH, Rose MP, et al: Hypertrophic burn scars: Analysis of variables. J Trauma, 23:895-8, 1983.

12. Cohen IK, Keiser HR, Sjoerdsma A/; Collagen synthesis in human keloid and hypertrophic scar. Surg Forum, 22:488-92, 1971.

13. Craig P: Collagenas activity in cutaneous scars. Hand, 5:239-43, 1973.

14. Comstock JP, Udenfriend S: Effect oh lactate on collagen proline hydroxylase activity in cultured L-929 fibroblastis. Proc Natl Acad Sci USA, 66:552-4, 1970.

15. Langness U, Udenfriend S: Collagen proline-hydroxylase activity and anaerobic metabolism. Biology of Fibroblastis: London Academic Press, 1973.

16. Younai S, Ventors G, Vu S, Nichter L, Nimni M, Taun T: Role of growth factors in scar contraction: an in vitro analysis. Ann Plast Surg, 36:495-501,1996.

17. Parkhouse N. Painful hypertrophicv scarring and neuropeptides. Lancet, 340:1410, 1992.

18. Zhang LQ, Laato M. Innervation of normal and hypertrophic human scars and experimental wounds in the rat. Ann Chir Gynaecol, 215:29-32,2001.

19. Cohen JK, McCoy BJ: The biology and control of surface over healing. Word Surg, 4:289-95,1980.

20. Ely JF. Cicatrizes e sequelas de queimaduras. In: Cirurgia Plástica. 2ªed. Rio de Janeiro, Brasil: Editora Guanabara Koogan; 1980. p.276-300.

21. Ehrlich HP, Desmouliere A, Diegelmann RR, et al: Morphological and immunocheical diferences betwenn keloid and hypertrofic scar. Am J Pathol, 145:105-13, 1994.

22. Bernardo H; Caroline BF e al: Distribuição de queloide e cicatriz hipertrófica segundo foto tipos de pele de Fitzpatrick. Revista Bras de Cir Plast, vol. 27 (2).p. 185-89. 2012.

23. O'Sullivan ST, O'Shaughnessy M, O'Connor TP. Aetiology and management of hypertrophic scars and keloids. Ann R Coll Surg Engl. 1996;78(3 Pt 1):168-75.

24. Enhamre A, Hammar H. Treatment of keloids with excision and postoperative X-ray irradiation. Dermatologica. 1983;167(2):90-3.

25. Norris JE. Superficial x-ray therapy in keloid management: a retrospective study of 24 cases and literature review. Plast Reconstr Surg. 1995;95(6):1051-5.

26. Linares HÁ, Larson DL, Willis-Galstaun BA: Historical notes on the use of pressure in the treatment of hypertrophic scars or keloids. Burnos, 19:17-21,1993.

27. Ahn ST, Monafo WW, Mustoe TA: Topical silicone gel: a new treatment for hypertrophic scars. Surgery, 106:781-7, 1989.

28. Gold MH: A controlled clionical trial of topicall silicone gel sheeting in the treatment of hypertrophic scars keloids. J Am Acad Dermatol, 30:506-7, 1994.

29. Merces NSG: Silicone gel in the treatment of keloids scars. Brit Plast Surg, 42:83-7, 1989.

30. Norris JEC: Surgical X Ray terapy in keloid management: a retrospective study of 24 cases and literature review. Plast Recontr Surg, 95:1051-5, 1995.

31. Hoffman S: Radiotherapy for keloids. Ann Plast Surg, 9:265-9, 1982.

32. Nemeth Aj: Keloids and hypertrophic scars. J Dermatol Surg Oncol, 19:738- 46,1993.

33. Ehrlich HP, Hoss R, Bornstein P: Effect of antimicrotubar agents on the secration of collagen. J Cell Biol, 62:390-405,1974.

34. Khaw PP, Doyle JW, Shrewood MB, et al: Prolonged localized tissue effective from 5-minute expoures for fluorouracil and mitomycin C. Arch Ophthalmol, 111:263-7, 1993.

35.Engrav Lh, Walkinshaw MS, Heimbach DM, et al: A comparison of intramarginal and extramarginal excicion of hypertrophic burns scars plas recontr surg, 81-40-3, 1988.

36. Alessandra GS; Adelina FNR et al: Tratamento de sequelas de queimaduras de face com laser CO2 fracionado em pacientes com fototipos de III a VI. Rev. Bras. Cir. Plást. 2012, vol.27, n.1, pp. 9-13.

37. César I; André OP: Papel do queratinocito na contração da ferida. Rev. Bras. Cir. Plást. 2011, vol.26, n.3, pp. 402-406.

38. Berman B, Villa A. Imiquimod 5% cream for keloid management. Dermatol Surg. 2003;29(10):1050-1.

39. Kaufman J, Berman B. Topical application of imiquimod 5% cream to excision sites is safe and effective in reducing keloid recurrences. J Am Acad Dermatol. 2002;47:S209-11.

40. Figueiredo JCA, Junior FCO, Zampar AG, Mélega JM. Quelóide: fatores de influência prognóstica. Rev Bras Cir Plást. 2008;23(4):274-80.

41. Rosen DJ, Patel MK, Freeman K, Weiss PR. A primary protocol for the management of keloids: results of excision combined with intraoperative and postoperative steroid injections. Plast Reconstr Surg. 2007;120(5):1395-400.

Abstract.

Keloid and hypertrophic scars are scars pathological with nature fisiopathological common, called together fibroproliferative scars, many times caused by traumatic mechanisms in the development of pathological scarring, and reason for medical consultation for their correction.

We have reviewed the literature researching different topics: healing normal and pathological stages of healing, fisiopathological hypertrophic scar and keloid, its clinical features and treatment by different authors.

Many treatment regimens have been used, such as intralesional corticosteroids, compression, laser therapy and cryosurgery, also too aesthetic treatments, but also inconsistent with results reported, most authors agreeing with these types of treatments.

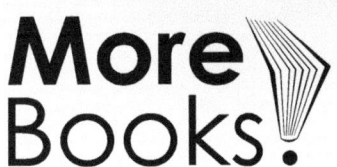
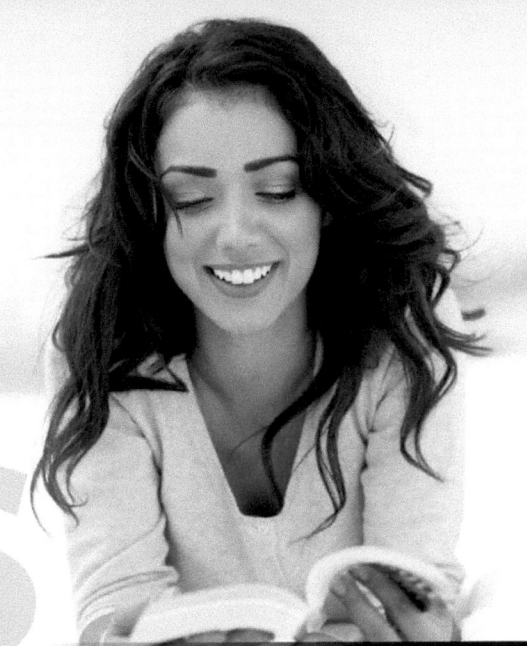
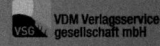

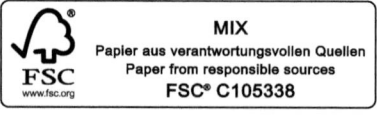